家庭中医养生一本通

李春深◎编著

天津出版传媒集团
天津科学技术出版社

图书在版编目(CIP)数据

家庭中医养生一本通 / 李春深编著 . --天津 ：天津科学技术出版社，2018.1（2020.6 重印）

ISBN 978-7-5576-3427-8

Ⅰ. ①家… Ⅱ. ①李… Ⅲ. ①养生（中医）-基本知识 Ⅳ. ①R212

中国版本图书馆 CIP 数据核字（2017）第 169199 号

家庭中医养生一本通
JIATING ZHONGYI YANGSHENG YIBENTONG
责任编辑：孟祥刚
出　版：天津出版传媒集团 / 天津科学技术出版社
地　址：天津市西康路 35 号
邮　编：300051
电　话：(022) 23332390
网　址：www.tjkjcbs.com.cn
发　行：新华书店经销
印　刷：唐山富达印务有限公司

开本 670×960　1/16　印张 16　字数 300 000
2020 年 6 月第 1 版第 2 次印刷
定价：58.00 元

前　言

中医学是我国一门独特的医学体系，是几千年来人们预防、治疗疾病、保健、康复的重要方法，也是中国传统文化的重要组成部分。点穴、按摩、针灸、食疗等简便易行且疗效显著的保健方法屡见不鲜，美容、养生、益寿等更是中医永恒的话题，早就无法与日常饮食、起居作息、心情起伏等生活常态分离开来。所以，中医不仅是一门关于治病疗病的学问，更是关于养生保健的学问。

身体健康时，应该保养；亚健康时，需要调养；生病虚弱时，必须补养。中医养生文化，源远流长。早在春秋战国时期，中医宝典《黄帝内经》业已行世，其中有言："圣人不治已病治未病，不治已乱治未乱……夫病已成而后药之，乱已成而后治之，譬犹渴而穿井，斗而铸锥，不亦晚乎？"这一理论为中医养生学的发展奠定了基础。

从古代起，人们就懂得利用药膳来调养病体，运用各种中医保健手段如刮痧、拔罐、针灸、经络穴位按摩等方法来防病祛病、保健养生。近年来，随着国民经济的提高，人们对健康更加重视，养生保健也日益成为人们关注的重点。人们日常很多注重健康的好习惯，都与中医养生密不可分。如顺应季节和时辰来进食，在春天的时候吃韭菜助长阳气，在秋天的时候吃梨子来补肺润燥；早睡早起，补养精神气血；颈肩肌肉酸疼的时候，用刮痧来缓解肌肉的紧张和病痛；肌肉紧张不放松的时候，使用拉筋拍打等方法来缓解。这些都是属于中医养生的范畴。

在此，我们精心选择了全面、科学且实用的家庭中医养生保健知识，提供简单、方便、安全、有效、省钱的方法来指导读者在日常生活中进行养生保健，使其一步步学会正确的养生法。内容包括日常的食物养生、常用本草中药养生、刮痧、拔罐、针灸、拍打、经络养生法等和人们日常生活紧密相关的中医养生保健知识，指导人们认识和熟悉常见食材、药材、中医养生的相关知识和保健功效，从而对传统中医养生有全面系统的认识，并学会利用各种中医手段来预防和治疗各种常见疾病。

本书既包含了传统经典，又有当今国际医学界最前沿的新成果；既注重了专业性、科学性的要求，又力求深入浅出，通俗易懂，具有很强的操作性及实用性，非常适宜广大读者在工作闲暇或日常生活中进行家庭养生。家庭中的每个成员都可以从中找到适合自己的养生方法。读者朋友通过阅读本书，可以轻松地做到：有病治病，无病防病；自我保健，延年益寿。

目　录

第一章　认识中医养生

第二章　食物养生有讲究

第三章　刮痧治百病

第四章　拔罐治百病

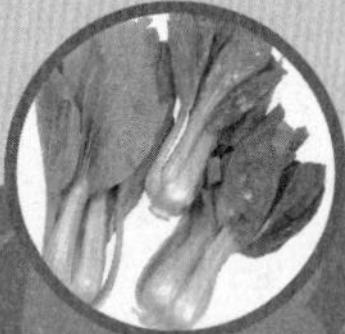

第一章

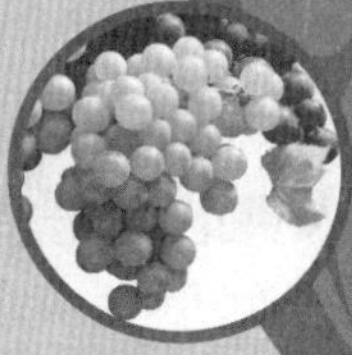

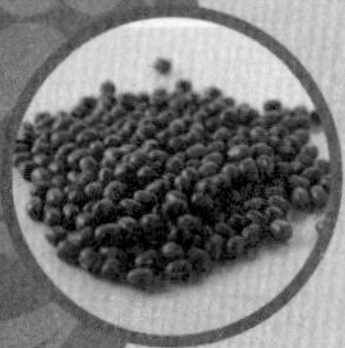

认识中医养生

「第一节　中医保健重在养生」

不治已病治未病——中医养生的精髓

中医认为，能够及早消除疾病的隐患，使身体免受疾病的侵害，这才称得上是“上医”。这种思想也就是中医所倡导的“治未病”。

“不治已病治未病”是中医理论的精髓，就是不治已经生病的这个脏器，而是要治还没有生病的这个脏器。举个例子，如果得了肝病，就暂时把肝放在一边不治。首先，我们要弄清楚，肝病是由什么造成的。中医认为水生木，水是肾，木是肝，肝病在很大程度上是由肾精不足造成的，所以我们要先把肾水固摄住，让肾精充足了，肝病自然就好了。

可以说，“治未病”就像消防办公室，工作人员的工作就是四处检查，防患于未然；而“治已病”就像消防队员，哪里失火就哪里忙，最后难免损失惨重。所以，我们要提倡治未病而不是治已病。

人体内部的“中庸之道”——中医的平衡观

中国是一个讲究中庸之道的国家，很多人理解中庸就是既不突出也不落后，既不说好也不说坏，有点像和事老的角色，对其大肆批判。其实，中国的中庸之道是一种平衡，是一种美。自然界讲究生态平衡，为人处世方面讲究平衡，我们的人体内部也讲求一个平衡，这样才能和谐，才能长久。

《黄帝内经》中讲到“中央生湿，湿生土……其虫倮”。“倮虫”就是人，即没有毛的动物。人为倮虫，五行属土，而土生于中央，这个中央既非南北，也不是东西，虽然东西南北都有土，但是只有中央的土才是集合了东西南北土的特点，又把土散向东西南北，处于中间又无处不在，这就是土的本性。

也有一种说法讲脾主长夏。长夏就是夏季和秋季之间湿热最重的那一段时间，正好处在一年的中间。这同样反映了土既在中间又在四方，不偏不倚的特点。人就是五行属土的一种动物，所以人身上同样有这种特点，这就是我们传统文化中的“中庸”。

人体中的气血也是一对阴阳，血为阴为体，气为阳为用。血为气之母，气为血之帅。气不足，易得淤积之病，如肿瘤、血栓等；气太过，易得脑出血之类的病。所以，只有气血平衡，人才能健康。

正因为人体内部有着深刻的“中庸之道”，相互约束，相互制衡，人类才得以千百年地生存下来，没有像任何一种动物或植物一样湮灭绝迹。中国几千年的文明之所以经久不衰，也是因为中国地处中央、奉行中庸之道，不欺人也不被人欺，一心一意地搞发展，才没有像其他文明古国一样，盛极一时后灰飞烟灭。

正气存内，邪不可干

大自然对所有的生命都是一视同仁的，不论是细菌，还是病毒，抑或是人和动物，都给予生存的权利。这就是说人类是生活在细菌中的，那么既然有细菌和病毒，人为什么不得病？这很好解释，就是《黄帝内经》所说的“正气内存，邪不可干”。当人体处于平和状态的时候，是可以和所有的细菌、病毒和平共处的。而如果身体状况变差，那么细菌、病毒这些邪气就有了可乘之机，会压过身体里的正气，正气不如邪气，那人就会得病了。

这种邪气包括风、燥、寒、暑、湿等邪气，它们从肌表侵入腠理后发展为各种疾病。比如有的人形成风邪病，有的形成消渴病，有的形成寒热病，有的形成痹证，有的形成积聚病。为什么同时得病的人，有的患这种病，有的患那种病呢？难道这是自然界特别产生不同性质的邪气吗？否则怎么会有这些差别呢？

《黄帝内经》中以工人伐木为例，解释了这个问题。工人用斧头去砍木材，由于木材的阴阳面有坚脆的差别，坚硬的不容易砍，脆弱的容易碎裂，而遇到树枝有节的部位，甚至还会损伤斧头。同一棵树木，每个部分都有坚脆的不同，不同的树木，彼此的差异就会更大。如果是花叶生长较早的，遇到风霜，就容易凋落；如果是质脆而皮薄的，就容易干枯；如果皮薄而含水多，遇到长期的阴雨，就容易溃烂；如果是刚生长的树木，遇到狂风就容易折断，树根就容易动摇，树叶就会零落。不同的树木受气候变化的影响，还会产生不同的损伤，更何况人呢？所以说，即使有些人患病的原因是相同的，但是患的病却有可能不同。

我们要健康无疾，就要内养正气，外避邪气。那么养正气，究竟怎样养呢？其实很简单，《黄帝内经》告诉我们，只要注意以下三点就可以了。

（1）重视精神调养。人的精神情志活动与脏腑功能、气血运行等有着密切的关系。突然、强烈或持久的精神刺激，可导致脏腑气机紊乱，气血阴阳失调而发生疾病。因此平时要重视精神调养，做到心情舒畅，精神安定，少私而不贪欲，喜怒而不妄发，修德养性，保持良好的心理状态。

（2）注意饮食起居。保持身体健康，就要做到饮食有节、起居有常、劳逸适度等，如在饮食方面要注意饥饱适宜，五味调和，切忌偏嗜，讲究卫生，并控制肥甘厚味的摄入，以免损伤脾胃，导致气血生化乏源，抗病能力下降。在起居方面要顺应四时气候的变化来安排作息时间，培养有规律的起居习惯，如定时睡觉、定时起床、定时工作学习、定时锻炼身体等，提高对自然环境的适应能力。在劳逸方面，既要注意体力劳动与脑力劳动相交替，又要注意劳作与休息相结合，做到量力而行，劳逸适度。

（3）加强身体锻炼。运动是健康之本，经常锻炼身体，能够促使经脉通利，血液畅行，增强体质，从而防病祛病，延年益寿。

另外，规避邪气的措施也很多，如顺四时而适寒暑，避免六淫邪气的侵袭。六淫邪气各有主时，春风、夏热（暑）、长夏湿、秋燥、冬寒，应做到因时养生以避邪养正，正如《黄帝内经》所说“虚邪贼风，避之有时”。此外，外避邪气还要戒除一些不良的生活习惯，比如熬夜、洗头时做按摩、有病就吃药、光脚走路，等等。

总之，通过采取内养和外防两方面的措施，人就可以达到预防疾病，保持身体健康的目的。

不拘一格，因人施养——《黄帝内经》养生原则

日常生活中，我们可能见过这样的事情：有时候，两个人吃了同样的东西，一个人没事，而另一个人可能就会出现问题。为什么呢？

这是因为人与人之间的体质、年龄、性别等不同，所以对同一个事情会有不同的反应。而这就要求我们在养生的过程中，应当以辩证思想为指导，因人施养，这其实也是《黄帝内经》所主张的。

人之生命，本源于先天精气，它制约着机体脏腑、经脉、气血的盛衰变化，从而使人的生命活动表现出由幼稚到成熟、由盛壮到衰竭的生长壮老过程。对此，《灵枢·天年》中以百岁为期，以十岁为一阶段，详细论述了各段的表现及生理特点。原文是：

“人生十岁，五脏始定，血气已通，其气在下，故好走。二十岁，血气始盛，肌肉方长，故好趋。三十岁，五脏大定，肌肉坚固，血脉盛满，故好步。四十岁，五脏六腑，十二经脉，皆大盛以平定，腠理始疏，荣华颓落，发颇斑白，平盛不摇，故好坐。五十岁，肝气始衰，肝叶始薄，胆汁始灭，目始不明。六十岁，心气始衰，苦忧悲，血气懈惰，故好卧。七十岁，脾气虚，皮肤枯。八十岁，肺气衰，魂离，故言善误。九十岁，肾气焦，四脏经脉空虚。百岁，五脏皆虚，神气皆去，形骸独居而终矣。”

由此可见，生命过程的各个阶段均具有不同的生理、心理特点，养生要取得预期的效果，必须因年龄不同而选择适宜各个年龄阶段的养生方法，这样才能达到益寿延年的目的。

儿童生长发育迅速，但同时脏腑娇嫩、形气未充，抗病能力低下。心理发育也未臻完善，易受惊吓致病，情志不稳，可塑性大，易于接受各方面的影响和教育。因此，这一时期养生的特点是养教并重，以保养元真，教子成才为目标。除了合理喂养，注意寒温调护，培养良好的生活习惯外，还要重视早期教育，促进孩子智力发展。

处在青春发育期的人，这时候机体精气充实，气血调和。随着生理方面的迅速发育，心理行为也出现了许多变化。此时期的养生保健工作一方面要提高身体素质，进行全面合理的饮食调摄，满足青少年生长发育迅速、代谢旺盛的生理需求。另一方面要培养他们有健康的心理。家长和教师要以身作则，给青少年以良好影响，同时又要尊重他们独立意向的发展和自尊心，采用说服教育、积极诱导的方法，与他们交友谈心，关心他们的学习与生活。

中年是生命历程的转折点，生命活动开始由盛转衰，这时候的养生保健至关重要。如果调理得当，就可以保持旺盛的精力而防止早衰、预防老年病，可望延年益寿。中年是承上启下的关键时期，肩负社会、家庭的重担，加上现实生活中的诸多矛盾，易使思想情绪陷入抑郁、焦虑、紧张的状态，长此以往，必然耗伤精气，损害心神，引起早衰多病。此时就要求中年人静神少虑，精神畅达乐观，不要为琐事过分劳神，不要强求名利、患得患失。同时要注意避免长期“超负荷运转”，善于科学合理地安排工作休息，节制房事，防止过度劳累，积劳成疾。

人到老年，脏腑、气血、精神等生理机能自然衰退，机体调控阴阳协和的稳定性降低。再加上社会角色、社会地位的改变，退休和体弱多病等因素势必限制老人的社会活动。狭小的生活圈子带来心理上的变化，常产生孤独垂暮、忧郁多疑、烦躁易怒等心理状态，其适应环境及自我调控能力低下，若遇不良环境等刺激因素，易于诱发多种疾病，较难恢复。老年人养生保健时应注意这些特点，做到知足谦和，老而不怠，树立乐观主义精神和战胜疾病的信心，多参加一些有意义的活动和锻炼，分散注意力，促进气血运行。审慎饮食起居，老年人食宜多样，食宜清淡，食宜少缓，食宜温热熟软，谨慎调摄生活起居，防止外邪侵袭。同时还要合理用药，药宜平和，药量宜小，多服丸散膏丹，少用汤药，只有这样，方能收到补偏救弊，防病延年之效。

第二节 养生智慧是长寿根源

保持体内阴阳平衡才是健康长寿的根本

关于阴阳平衡这个问题，《周易》和《黄帝内经》这两部经典都有表述。

中华文化群经之首《周易》提出了一个千古命题，叫作“一阴一阳谓之道”，就是说，万事万物的运动都是阴阳的运动，阴阳运动是万事万物的原规律。生命活动概莫能外，生命运动是阴阳运动。所以，中医学、养生学都以阴阳为核心。《周易》认为，阴阳相互作用是万事万物运动的根本，八卦和太极图都表明，阴阳运动维持着动态的相对平衡，正常的平衡被破坏就会导致精气神失调而产生衰老。

《黄帝内经》认为，阴阳是万物生杀的根本，阴阳是生命的根本。另外，《黄帝内经·素问》还提出了“法于阴阳，和于术数，食饮有节，起居有常，不妄作劳，故能神与形具，而终其天年，度百岁乃去”的健康长寿之道。意即一个人要想健康长寿，必须把握阴阳，顺应四时调节规律。

中医的阴阳学说还认为，人体的阴阳变化与自然四时阴阳变化协调一致，同时能保持机体与其内外环境之间的阴阳平衡，就能增进身体健康，预防疾病的发生，进而达到延年益寿的目的。中医学主张“治未病”和“以预防为主”的观点，旨在培养人体正气，提高抗病能力，防止病邪侵害。所谓“正气存内，邪不可干”“邪之所凑，其气必虚”，就是这个道理。

五脏风调雨顺才能收获长寿硕果

在社会学中有一种木桶理论，认为一只木桶究竟能装多少水，既不取决于木板的平均长度，也不取决于最长的那块木板，而是取决于最短的那块木板。这种理论同样适用于养生学，人体的五脏就好比构成木桶的五块木板，一个人的寿命究竟有多长，并不取决于身体各个脏器的平均寿命，也不取决于寿命最长的那个脏器，而是取决于寿命最短的那个脏器。诚然，由于现代医学的发展，可以进行脏器移植手术，但并不能改变这个基本的现状。

1. 心的养护

养心首重养神。《黄帝内经》提出“精神内守”，方法很简单：按摩手心的劳宫穴与脚底的涌泉穴，每天临睡前进行，按摩到发热为止。

另外，有些人手指冰凉，指甲上的月牙白逐渐消失，这些都是心气不足的表现症状。养心气要多吃桂圆、大枣、莲子、人参、黄芪等。

2. 肝的养护

肝主怒，主谋略，一个人怒气冲天，谋略、理智全没了，全靠情绪去做事，实际上就是肝功能失调的结果，这会造成很严重的后果。所以养肝就要保持情绪的稳定，遇事不要太激动，尤其不能动怒。

另外，肝主目，肝血足则眼睛明亮，视物清楚，肝血不足则两目干涩，看不清东西。养肝血要多吃枸杞、当归、动物肝脏等食物。

3. 脾的养护

养脾其实很简单，只要你吃好、睡好就没问题。

怎么算吃好呢？其实就是该吃饭的时候吃饭，不要饥一顿饱一顿，也不要暴饮暴食，该吃什么吃什么；早晨吃好，中午吃饱，晚上吃少；多喝粥，多吃蔬菜和水果；少吃盐，清淡饮食，等等。

怎么算睡好呢？就是到时候就要睡觉，不要熬夜，10点之前最好上床睡觉，每天保证8小时的睡眠，睡到自然醒。

4. 肾的养护

肾主藏精，精是维持生命的最基本物质，养肾保精就要节欲，房事要有节制，不能过度，欲望也不能过多。

肾主水，在自然界中，水多是寒凉的，所以肾是最怕受寒的。肾位于后腰两侧，有些人这个部位总是凉的，这是因为肾虚。养肾要注意保暖，尤其是后腰两侧的保暖。

另外，养肾还可以多搓搓腰，就是用两手搓后腰，每天早晚各一次，两手握拳，大拇指和示指组成的小圆圈叫拳眼，用拳眼分别对准后腰脊椎两侧肾脏的位置，然后一边水平地来回搓，一边把肾脏向中间挤压。搓的过程中能够给肾脏带去热量，提升肾阳，向中间挤压的过程能够提升两肾脏的能量，所以，你要一直搓到两侧肾区都感觉到热为止。

5. 肺的养护

肺主气，司呼吸。肺是主管全身呼吸的一个器官，主全身之气，所以养肺就要调适呼吸，即采用腹式呼吸法。

肺喜润而恶燥，因此平时，尤其是干燥的秋季要多吃些梨、莲藕、银耳、玉米等润肺除燥的食物。另外，要注意保持室内的湿度，防止因干燥而伤肺。

俗话说“过犹不及”，凡事处于平衡时，才是最好的状态，身体也是一样。只有各个器官之间、器官内部平衡、和谐，身体才是舒适的，人也才是健康的。

遵守六法则，我们永远不会邂逅“亚健康”

曾经看到一项调查数据，说现在真正健康的人只有5%，而处于亚健康的人多达75%，这个数据很直观地反映出现代人所面临的健康困境——亚健康。

下面是亚健康状态的特征，看看有几条符合你：

（1）心情抑郁、情绪不稳、易怒、焦虑或紧张、恐惧；

（2）注意力不集中、记忆力下降、视力下降；

（3）肥胖、便秘；

（4）经前综合征、痛经；

（5）容易疲劳；

（6）头晕、头胀、头痛。

亚健康是在生理上或心理上处于健康和疾病之间的状态，是一种似病未病的中间过程。如果你经常失眠、乏力、精神萎靡，可能你正处于亚健康状态。对于亚健康的预防并没有特效药物，只能通过调整生活习惯等途径慢慢改善。中医学认为引起亚健康的主要原因有：逆天违时，动静失宜，饮食不节，误医妄药等。与此相对应，亚健康的防治也应从这几方面入手，我国最早的中医理论中就有关于这些方面的精彩阐述，可以作为现代中医养生的指导思想。

1. 天人合一

自然界的阴阳消长，影响着人体阴阳之气的盛衰，而只有体内阳气充足，人体才有能力抵御疾病的侵袭，所以，人体必须适应大自然的阴阳消长变化，才能维持生命活动，否则，就会引发疾病，甚至危及生命。《黄帝内经》就提出了一年四季阳气“生”“长”“收”“藏”的养生方法，以取得人与自然的整体统一来抗御外邪的侵袭，预防疾病的发生。

2. 协调阴阳

阴为阳之基，阳为阴之用。在正常情况下，人体的阴精与阳气处在不停地相互消长而又相互制约的状态中。阴精与阳气如果因某种原因出现一方的偏盛或偏衰，即成为病理状态。《素问·四气调神大论》中说：“阴阳四时者，万物之终始也，死生之本也。逆之则灾害生，从之则苛疾不起”。因此，顺应阴阳消长规律养生，是中医养生康复学的基本原则。

3. 调摄精神

注重调摄精神，是促进人类健康长寿的重要条件之一。精神意志活动，是五脏精气活动的体现，但反过来，意志在一定程度上又能控制自己的精神和脏腑的活动，正如《灵枢·本藏》说：“意志者，所以御精神，收魂魄，适寒温，和喜怒者也”。“御”“收”“适”“和”，都有主动的含义，所以，充分发挥人的意志作用，重视精神的调养，是养生防病、预防早衰的重要原则。精神意志调摄的方法，有两个具体内容，一是养意志，二是调情志。摄养意志是为了增强脏腑气血的活动能力，调和情志则在于排除干扰脏腑气血活动的精神因素。

4. 饮食有节

《黄帝内经》十分重视饮食调理，认为饮食是人体营养的主要来源，是维持人体生命活动的必要条件。饮食调理得当，不仅可以保持人体的正常功能，提高机体的抗病能力，还可以治疗某些疾病；饮食不足或调理不当，则可诱发某些疾病。因此，《素问·上古天真论》提出“食饮有节”的养生方法，维护脾胃化源，其内容包括节饮食、忌偏嗜、适寒温诸方面。《素问·藏气法时论》中强调饮食要全面配伍，指出："五谷为养，五果为助，五畜为益，五菜为充，气味合而服之，以补精益气"。

5. 起居有常

是指生活起居要有一定规律，主要包括睡眠、劳伤、性生活等几个方面。古人观察到，日月江河所以能长久，是因为"天行有常"，人要长寿，就要"法则大地，象似日月"，因此人的生活作息也要保持一定的规律，春夏秋冬的起床时间都要有所不同，这样才能"生气不竭"。

"久视伤血，久卧伤气，久坐伤肉，久立伤骨，久行伤筋，是谓五劳所伤"。这几种劳伤都是由于做某件事情过度导致的，比如现在有些孩子一天到晚看电视，时间长了，视力就会出问题，这就属于劳伤。

《素问·上古天真论》指出：醉以入房，以欲竭其精，以耗散其真……故半百而衰也。就是说，人如果不注意节欲，就会耗散真精，早早地衰老了。所以，养生也要懂得控制自己的欲念。

6. 运动形体

形体好比是生命活动的宅宇，它内含精、气、神，维持着人体的生命活动。形体又是人抗御外邪的重要屏障，人的皮毛肌肤、血脉筋骨、脏腑组织等均有抗邪抵外的功能。因此，养生防病须重视形体的调摄。运动形体能防止精气郁滞，还能增强脾胃机能，有助于气血的化生。

从上面的论述我们可以看出，其实在几千年前的中医典籍中就已经有了对抗亚健康的全套方法，但是直到现在，人们还在遭受亚健康的困扰。因此，要走出亚健康还要我们回过头去，体会中医养生的智慧，唯有如此，很多问题才能迎刃而解。

第三节　养生要顺应四季

养生顺应自然变化，才可达到天人和谐统一

人体的阴阳是生命的根本。自然界有春、夏、秋、冬四时的变化，即所谓“四时阴阳”。善于养生的人，也要使人体中的阴阳与四时的阴阳变化相适应，以保持人与自然的和谐统一，从而达到祛病强身、延年益寿的目的。

1. 春季养生注重“培本养阳”

春季包括我国的农历正月、二月和三月，此时天气逐渐变暖，养气渐升，草木萌发，万物生长，一派欣欣向荣之象。春天气候多变，乍暖还寒，最易受外邪。所以有“春夏养阳”之说，正所谓“正气存内，邪不可干”。而《医贯·阴阳论》说：“阴阳又各互为其根，阳根于阴，阴根于阳；无阳则阴无以生，无阴则阳无以化”。因此，阳不能自立必得阴而后立，故阳以阴为基，而阴以阳为统，而阳为阴之父，根阴根阳，天人一理也。春季万物初长，固护阳气，阳气乃足，补阴为补阳气生化之本，生化之源也。

春季保养人体阳气的方法很多，重要的一点是要“捂”，即俗话中的“春捂秋冻”，即衣着方面不要顿减，正如《寿亲养老新书》里所指出的“春季天气渐暖，衣服宜渐减，不可顿减，以免使人受寒”。而且还特别强调体弱之人要注意背部保暖，此外应当多吃韭菜。韭菜，虽然四季常青，终年可供人食用，但却以春季多吃最好。正如俗话所说：“韭菜春食则香，夏食则臭。”中医认为韭菜性温，春季常食，最助人体养阳。

2. 夏季养生注重“滋阴去火”

夏季从立夏至立秋前一日，大约为农历四、五、六月份。此段时节草木茂盛华美，万物长极，阳气达到鼎盛。从朱丹溪的“阳常有余，

阴长不足”论来看，此时阴气相对阳气之鼎盛更为不足。《格至余论》云：“四月属巳，五月属午，为火大旺，火为肺金之夫，火旺则金衰；六月属未，为土大旺，土为水之夫，土旺则水衰。”故夏季应当滋养阴气，以助阳之化生。丹溪翁云：“古人于夏必独宿而淡味，兢兢业业于爱护也。”一些好发于冬天的慢性病，如老慢支等，也常在夏季调养。

在夏季，主要是通过滋阴来达到“去火除烦”的效果。例如，在夏季应保证在午夜之前入睡，这是因为晚上 11 点到凌晨 1 点是气血回流到肝脏的时间，如果不睡，等于强迫肝脏继续工作，再加上外界气候因素，会导致“肝火旺”，心情更加烦躁。在饮食上夏季应该多喝牛奶，夏饮牛奶不仅不会“上火”，还能解热毒、去肝火。中医就认为牛奶性微寒，可以通过滋阴、解热毒来发挥“去火”功效。而且牛奶中含有多达 70% 左右的水分，还能补充夏季人体因大量出汗而丢失的水分。需要注意的是不要把牛奶冻成冰块食用，否则很多营养成分都将被破坏。

3. 秋季养生注重“阴阳调和”

秋天天气干燥，气候逐渐转凉。此时阳气始消，阴气初长。此时应及时调和阴阳，使之达到最佳状态。秋气肃杀，五行属金，五脏属肺，若阴津不足，肺气不得敛，则易患咳嗽痰喘之症。秋季寒凉，逐日变冷，养生者必须保持足够的阴津，只有阴足，才能阴生阳长，“阴者，藏精而起亟也；阳者，卫外而为固也”。

在秋季，起居作息要相应调整，早睡，以顺应阴精的收藏，以养“收”气。早起，以顺应阳气的舒长，使肺气得以舒展。秋属肺金，主收。酸味收敛补肺，辛味发散泻肺。秋天宜收不宜散，所以，饮食上要尽可能少食葱、姜等辛味之品，适当多食一些酸味、甘润的果蔬。还应注意的是，夏季过后，暑气消退，人们食欲普遍增加，加之秋收食物品种丰盛，此时不宜过多进补。秋季燥邪易伤人，除适当补充一些维生素外，对于确有阴伤之象，表现为口燥咽干、干咳痰少的人，可适当服用沙参、麦冬、百合、杏仁、川贝等，对于缓解秋燥有良效。

4. 冬季养生注重“固藏为本”

冬季是万物收藏的季节，阳气闭藏，阴寒盛极。养生活动应注意敛阳护阴，养藏为本。朱震亨于《格至余论》中说：“十月属亥，十一月属子，正火气潜伏闭藏，以养其本然之真，而为来春发生升动之本”。《内经》云：“冬不藏精者，春必病温”。

在冬季，应当重视保持精神上的安静，在神藏于内时还要学会及时调摄不良情绪，当处于紧张、激动、焦虑、抑郁等状态时，应尽快恢复心理平静。冬季饮食养生的基本原则应以“藏热量”为主，因此，冬季宜多食的食物有羊肉、狗肉、鹅肉、鸭肉、萝卜、核桃、栗子、白薯等。同时，还要遵循“少食咸，多食苦”的原则：冬季为肾经旺盛之时，而肾主咸，心主苦，当咸味吃多了，就会使本来就偏亢的肾水更亢，从而使心阳的力量减弱。所以，应多食些苦味的食物，以助心阳。冬季饮食切忌黏硬、生冷食物，因为此类食物属“饮”，易使脾胃之阳气受损。

做健康人，要懂得和大自然同呼吸共命运

人类的生命过程是遵循着一定的自然规律而发生发展的，大自然是人类活动的场所，自然界存在着人类赖以生存的必要条件，自然界的变化直接或间接地影响着人体，使之发生相应的生理和病理变化。

人类的生理和病理变化不仅有其自身的规律性，而且与天地自然的变化规律息息相通。因此，顺应人体生理和天地变化来养生治病，应是养生与康复的基本原则。

天地环境的变化和人体生理的相关性，如某些生理现象的四季节律、月节律、日节律、气候差异、地理差异等，已越来越多地被现代科学研究所证实。例如：有人结合现代研究发现了人体内有多方面的年周期变化，如血浆皮质醇在秋冬季节每日平均浓度和分泌总量高于春夏；血中 T3 和 T4 浓度有季节性改变，夏季最低，冬季最高；有学者证实不同的季节手指血流速度不同，对寒冷引起的皮肤温度反应也不同，即使冬夏保持相同室温，仍表现出反应差异，提示血管运动中枢有四季节律；证明了中医对四时阴阳节律认识的正确性。

在月节律方面，越来越多的资料表明，人体的体液代谢与月球引力的作用密切相关。妇女的月经是体液的一部分，月经的周期受月亮圆缺的影响而变化。在月经周期中，体温、激素、代谢、性器官状态等的生理改变也有月节律变动。研究还发现妇女免疫机能也有月节律；人的出生率也有月节律，在月圆时出生率最高，新月前后出生率最低。一些学者研究表明，人体从诞生时起，直到生命结束，都存在分别为

23 天、28 天、33 天的体力、情绪和智力变化的月周期。当人处在体力、情绪和智力高潮时期时，则表现为体力充沛、心情愉快、思维敏捷、记忆力强，具有丰富的创造力，而处于低潮时期时则相反。

其他诸如体内某些激素的昼夜节律变化，气温对人体自主神经系统和内分泌功能的影响，湿度对人体的热代谢和水盐代谢的影响，风对人体的热代谢和神经系统的影响，太阳辐射的生物效应等气候变化及环境变化对人体生理病理的影响，更被许多学者所证实。

显然，全部了解这些规律并顺应这些规律来养生治病对普通人不太现实，但你只需要记住一点就够了：做健康人，要懂得和大自然同呼吸共命运。

养生之道在乎顺应四时

关于四时养生，早在《黄帝内经》中就有过论述，如《灵枢·五癃津液别》篇里说："天暑衣厚则腠理开，故汗出……天寒则腠理闭，气湿不行，水下留于膀胱，则为溺与气"。意思是说，在春夏之季，气血容易趋向于表，表现为皮肤松弛、疏泄多汗等；而秋冬阳气收藏，气血容易趋向于里，表现为皮肤致密、少汗多溺等，以维持和调节人与自然的统一。

连皮肤都在随着季节的变化而做出相应的调整，身体的其他部分就更不用说了。所以，我们一年的养生战略也应随着四季的变化而做出相应的调整，简言之，就是要法时。

法时养生，就是养生要和天时气候同步。说具体一点，就是热天有热天的养生原则，冷天有冷天的养生道理。总的原则就是要顺应天时养生，也就是要按照大自然的阴阳变化来调养我们的身体。

那么，自然界的气候变化又是如何影响人体的呢?

1. 四时对人体精神活动的影响

在医学名著《黄帝内经》里专门有一篇是讨论四时气候变化对人体精神活动影响的，即《素问·四气调神大论篇》。对于此篇，《黄帝内经直解》指出："四气调神气，随春夏秋冬四时之气，调肝、心、脾、肺、肾五脏之神态也"。著名医学家吴鹤皋也说："言顺于四时之气，调摄精神，亦上医治未病也"，所以篇名为"四气调神"。这里的"四气”，即春、夏、秋、冬四时气候；“神”，指人们的精神意志。四时气候变化，是外在环境的一个主要方面；精神活动，则是人体内在脏气活动的主宰，内在脏气与外在环境间取得统一协调，才能保证身体健康。

2. 四时对人体气血活动的影响

中医认为，气血行于经脉之中，故气候对气血运行的变化会进一步引起脉象的变化，如《素问·脉要精微论》里说：“四时的脉象，春脉浮而滑利，好像鱼儿游在水波之中；夏脉则在皮肤之上，脉象盛满如同万物茂盛繁荣；秋脉则在皮肤之下，好像蛰虫将要伏藏的样子；冬脉则沉浮在骨，犹如蛰虫藏伏得很固密，又如冬季人们避寒深居室内。”

若气候的变化超出了人体适应的范围，则会使气血的运行发生障碍，如《黄帝内经》里说：“经脉流行不止，环周不休。寒气入经而稽迟，泣而不行，客于脉外则血少，客于脉中则气不通，故猝然而痛”。这里的“泣而不行”，就是寒邪侵袭于脉外，使血脉流行不畅；若寒邪侵入脉中，则血病影响及气，脉气不能畅通，就会突然发生疼痛。

3. 四时对五脏的影响

《素问·金匮真言论》明确提出“五脏应四时，各有收应”的问题，即五脏和自然界四时阴阳相应，各有影响。

事实上，四时气候对五脏的影响是非常明显的，就拿夏季来说，夏季是人体新陈代谢最活跃的时期，尤其是室外活动特别多，而且活动量也相对增大，再加上夏天昼长夜短、天气特别炎热，故睡眠时间也较其他季节少一些。这样就使得体内的能量消耗很多，血液循环加快，出汗亦多。因此，在夏季，心脏的负担特别重，如果不注意加强对心脏功能的保健，很容易使其受到损害。

这里需要说明的一点是，在我国古代，对一年中季节的划分，有四季和五季两种方法，因人体有五脏，故常用五脏与五季相配合来说明人体五脏的季节变化。

气候变化了，身体也会做出反应

现在，气候对健康的影响已经引起了人们的重视。研究发现，77%的心肌梗死患者，54%的冠心病患者，对气候变化的感受性升高。在高气压控制下的气候条件里，特别在冬季寒潮天气里，急性心肌梗死发病最多。

患有慢性支气管炎、支气管哮喘、肺气肿、肺心病等慢性肺部疾病者，在秋末冬初季节气候突变时，容易使旧病复发或加重。这是因为寒冷会降低人体呼吸道的抵抗力，破坏其防疫功能。

关节炎病人对气候的变化更加敏感。人体各个关节虽然对气候的变化有一定的适应能力，但是这种适应能力由于年龄和健康状况的不同而有明显的差异。若病人关节的功能已遭到破坏，每当风雨到来之前，常常会出现疼痛。研究发现，关节疼痛的诱发并不是个别气象因素的作用，而是气象因素综合影响的结果，其中影响最显著的是气压和温度的变化。如果气压低、温差大，则多数病人的症状会明显加重。

胃及十二指肠溃疡病也具有季节性复发的特征。溃疡并发症常因天气骤变而诱发。病变部位虽在胃及十二指肠，但致病原因往往与神经系统的功能有关。医学研究人员分析了345个胃及十二指肠溃疡并发出血或穿孔的病例，发现天气变化越突然越急骤，所引起的生理、病理反应也越大，主要表现是胃酸分泌和黏膜的改变。

气候变化与癌症也有一定的关联。美国科学家克拉斯诺指出："子宫颈癌及肺癌的发生与较高的气温有关，而消化系统的恶性肿瘤往往是在较冷气候下频频发生。"英国研究人员在对大不列颠、瑞典和挪威妇女乳腺癌的发病率进行研究后发现，恶性肿瘤往往在较冷的气候条件下发生更为频繁。一些科学家认为，某些病毒性癌症媒介只有在特定的温度下才能幸存。

许多人都会有这样的体会，即气候阴晴冷热的变化，往往对人的情绪产生一定的影响。每当秋高气爽或风和日丽的时候，人们的精神往往乐观通达、心情舒畅；当寒风阴雨、干燥闷热的天气，人们的心情就会变得烦躁易怒或抑郁低沉。这是因气候的突然变化影响人体的生理功能，生理功能的变化又能影响人的精神状态。

气候的变化对身体健康的人影响也很大，最突出的是不良的气候条件很容易使人着凉感冒。感冒虽然一年四季都会发生，但发病较多的还是冬、春两季，在这期间又以寒潮袭来时发病最多。寒潮袭来时，气温大幅度下降，如保暖不及时，机体容易着凉感冒，特别是老年人及体弱多病者，由于身体的抵抗力差，更容易发病。另外，如果冬季气候该冷不冷，空气中的多种细菌、病毒就趁机大量繁殖，从而可增加传染病的感染机会。

要减轻气候对健康的影响，注意天气预报是最简便的方法。根据气候变化来增减衣物，调整心态，才能降低气候对自身健康的影响。

顺四时以适寒暑，避六淫各有主时

湿困于脾胃，则不思饮食，口黏口甜；如果湿邪浸淫肌肤，则可见湿疹等皮肤病，所以长夏要注意防止湿邪的侵袭。

燥，为秋季主气，与湿相反，燥以空气中缺乏水分、湿度降低为特点，表现为劲急干燥的气候，如初秋之际，久晴无雨，天气燥热，这种气候也容易引发身体的不适甚至疾病，如口鼻干燥、皮肤干涩、大便干结不通等。

火邪，大部分是由内而生的，外部原因可以是一种诱因，总的来说还是身体的阴阳失调引起的，外感火热最常见的就是中暑，通常都是温度过高、缺水、闷热的环境下待的时间过长，然后体温也会升高。内感火热的情况会更多，现代人的压力大，经常熬夜，吃辛辣的食物等都会引发上火，导致出汗、口渴、小便短赤等。

由上可知，外避邪气也要根据季节的更替而采取相应的措施，正所谓“虚邪贼风，避之有时”，养生顺应自然才能收到事半功倍的效果。

第二章

食物养生有讲究

第一节　中医药食同源

食疗的五大医学意义

食物入药即为食疗，也就是利用食物中所含有的营养成分的特性加上烹调方法来协助治疗疾病的一种科学方法，它具有五个重要的医学意义。

（1）食疗是一种重要的治疗手段，通过增加或控制某种营养素的方法以达到治疗疾病的目的。例如，原发性营养缺乏病的病因和治疗与营养直接相关。蛋白质和热能缺乏可引起营养性水肿。

（2）食疗可作为一种治疗和诊断的辅助措施。例如：对高血压、心脏病、肾脏病伴有水肿病等患者，给予限盐饮食即可减轻或消除症状；对肾功能不全的患者，为了减轻其肾脏的负担，给予优质低蛋白质、高热能饮食，可控制病情的发展；对肝性脑病患者，为了降低其血氨的含量，把蛋白质供应降到最低标准（每日 20 克左右）。这都是配合临床治疗的一种辅助措施。此外，食疗也可作为协助诊断的方法，如：潜血试验餐、干膳食等，可协助诊断消化道是否出血、胆囊收缩和肾浓缩功能如何；钙、磷代谢试验饮食，可协助诊断继发性甲状旁腺功能亢进。

（3）食疗可为其他疗法创造条件。外科手术前有营养不良、组织水肿、贫血的患者，势必会给手术增加困难，降低手术成功率。因手术或外伤使机体处于应激状态，组织的分解代谢加强，出现负氮平衡，营养素的消耗增加。而“要素膳”（化学配制膳）可为解决手术前后的营养不良问题发挥良好作用。

（4）食疗可补偿消耗、恢复体力。急性病或慢性病都会增加体力和组织的消耗，一方面体力需要补充，另一方面组织需要修复。如不及时补充营养物质，机体就会利用其他部分组织进行修补，实质上只是拆东墙补西墙。病后增加营养的目的是为了降低分解代谢，促进合成代谢，维持体内环境的稳定，保护承担代谢活动的肝脏，否则受损组织难以修复，伤口不易愈合。在治疗疾病的过程中，如能重视食疗，疗效就会更为显著。

（5）食疗可调整免疫功能。近十年来的研究确认，营养不足对人体免疫应答有损害，会使细胞和体液免疫功能降低。如蛋白质、热能不足将导致胸腺组织形态的显著改变，包括大小和重量的减少、淋巴细胞的减少、皮髓质分化的丧失和胸腺小体的肿大或变性，淋巴结副皮质区和脾脏小动脉周围组织也会显示出同样的变化。营养不足的儿童经常有补体 C_3、补体 C_1、补体 C_5 的降低。食疗后，许多免疫指标即可得到恢复，特别是细胞免疫和补体 C_3。由此可见，食疗可调整免疫功能，从而改善患者的免疫状态，有利于机体的恢复。

食疗的三大禁忌

食疗是有所禁忌的，医学所指的饮食禁忌包括广义和狭义两种概念。广义的饮食禁忌概念涉及食物与体质、地域、季节、年龄、病情，以及饮食调配、用法、用量等方面，狭义的饮食禁忌概念仅指饮食与病情方面的禁忌，下面就狭义方面来做重点介绍，帮助人们加深了解和认识。

1. 患病期间的饮食禁忌

（1）患病期间的一般饮食禁忌。

①生冷。指冷饮、冷食、大量的生蔬菜和水果等。为脾胃虚寒、腹泻呕吐患者所忌。

②黏滑。指糯米、大麦、小麦等所制的食品等。为脾虚纳呆（胃的受纳功能呆滞）、外感初起患者所忌。

③油腻。指大油、肥肉、煎炸食品、乳制品（奶、酥、酪）等。为脾湿、痰湿患者所忌。

④腥膻。指海鱼、无鳞鱼（平鱼、巴鱼、带鱼、比目鱼等）、虾、蟹、海味（干贝、淡菜、鱼干等）、羊肉、狗肉、鹿肉等。为风热证、痰热证、斑疹疮疡患者所忌。

⑤辛辣。指葱、姜、蒜、辣椒、花椒、韭菜、酒、烟等。为内热证患者所忌。

⑥发物。指能引起旧疾复发、新病加重的食物。除上述腥、膻、辛辣等食物外，尚有一些特殊的食物，如荞麦、豆芽、苜蓿、鹅肉、鸡头、鸭头、猪头、驴肉等。为哮喘、动风、皮肤病患者所忌。

（2）不同病症的饮食禁忌。

①寒证。治疗原则为益气温中、散寒健脾。宜食温性热性食物，忌食寒凉生冷食物。

②热证。治疗原则为滋阴清热、清热泻火、解毒消肿。宜食寒凉平性食物，忌食温燥伤津食物。

③虚证。治疗原则为滋阴、补阳、益气、补血。应根据阳虚或阴虚的不同选择食物。一般虚证患者多数脾胃功能减退，难以消化吸收，因此忌吃耗气损津、腻滞难化之物，如肥腻、油煎、质粗坚硬食物，饮食应以清淡而富于营养为宜；阳虚者宜温补，忌食寒凉食物，如生冷瓜果、冷性及性偏寒凉的菜肴食物；阴虚者宜滋补、清补，宜食清淡凉润食物，忌食温热、辛辣食物，如酒、葱、蒜、辣椒、姜之类。

④实证。是指邪气盛实而言。应根据不同实证的症候，给予各种不同的去除实邪的食疗食品，如清热化痰、活血化瘀、攻逐水邪等。

2. 服药饮食禁忌

服药期间对某些食物的禁忌，前人称为服药禁忌，也就是通常所说的“忌口”。在古代文献上有相关记载，如：甘草、黄连、桔梗、乌梅忌猪肉，薄荷忌鳖肉，茯苓忌醋，鳖甲忌苋菜，鸡肉忌鳝鱼，蜂蜜忌葱，天门冬忌鲤鱼，白术忌蒜、桃、李，人参忌萝卜，土茯苓忌茶等。但对于这些内容不能绝对化，应灵活掌握、科学对待，某些内容还有待临床进一步证实。

3. 孕期和产后饮食禁忌

妊娠期，母体脏腑经络之气血注于冲任经脉，以养胎元。此时母体多表现为阴虚阳亢状态，因此应忌食辛辣、腥膻食物，以免耗伤阴血而影响胎元。宜食甘平、甘凉、补益食物，如淮山药、红枣，健脾又补血。妊娠恶阻（即怀孕时恶心呕吐、饮食不进）的孕妇应忌食油腻食物，宜食健脾、和胃、理气食物，如陈皮、薏米、猴头菇。妊娠后期，由于胎儿逐渐长大，影响母体气机升降，易产生气滞现象，故应少食胀气、涩肠食物，如荞麦、高粱、红薯、芋头等。

中医学认为，产后必虚，产后多瘀。产妇多表现出阴血亏虚、瘀血内停等征象，且还要哺乳。因此，产后的饮食原则应以平补阴阳气血，尤以滋阴养血为主，宜食甘平、甘凉食物，如粮食、禽肉、蛋乳类，慎食或忌食辛燥、伤阴、发物、寒凉、生冷食物。

第二节 食补胜于药补

西红柿

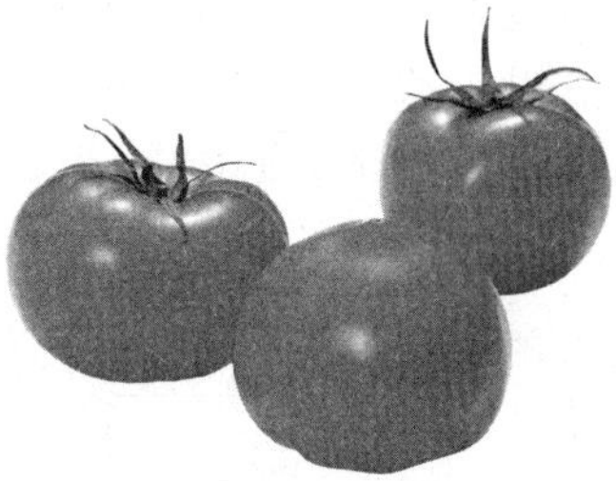

相传西红柿最早生长在南美洲，因色彩娇艳，人们对它十分警惕，视为“狐狸的果实”，又称“狼桃”，只供观赏，不敢品尝。近年来的研究发现，西红柿含有丰富的胡萝卜素、B族维生素和维生素C，尤其是维生素P的含量居蔬菜之冠。西红柿的保健功能极佳，尤其在养生、减肥、抗癌等方面有突出贡献，因此获得了“健康卫士”“抗癌之星”的称号。

【保健功效】

◆ 防癌抗癌　西红柿中的番茄红素能清除自由基，保护细胞，阻止癌变进程。

◆ 保护心脑血管　西红柿中的一些有机酸能促进红细胞的形成，有利于保持血管壁的弹性，降低血压。所以，食用西红柿对防治动脉硬化、高血压、冠心病、糖尿病也有帮助。

◆ 养颜美容　西红柿中的番茄红素是很强的抗氧化剂，不仅可以保护皮肤不受阳光、空气污染的伤害，而且在人体内也可以防止细胞老化，具有以内养外、内外兼修的效果。

【中医理论】

中医学认为，西红柿味甘酸，性寒，有生津止渴、健胃消食、凉血平肝、清热解毒之功效，适用于热病伤阴引起的食欲不振、胃热口渴等症。此外，西红柿多汁，可以利尿，对肾脏病人有良好的辅助治疗作用。

【食法宜忌】

宜

◆ 由于番茄红素是脂溶性营养素，因此在用油烹制西红柿后，其所含的番茄红素更容易为人体吸收。但是番茄红素遇光、热和氧气容易分解失效，所以应该避免长时间高温加热。另外，烹制西红柿时稍加些醋，则能破坏掉其中的有害物质——番茄碱。

◆ 如果因为进食过于油腻的食物而导致胃部不适，可以吃一个西红柿，其中所含的维生素 B_6 能够促进脂肪和蛋白质的消化。

忌

◆ 青色未熟的西红柿不能吃，因其中含有番茄碱，不但味道不佳，甚至会使人出现恶心、呕吐等中毒反应。

保健药膳

西红柿荸荠汁

【材料】西红柿、荸荠各 200 克，白糖 30 克。

【做法】①荸荠洗净，去皮，切碎，放入榨汁机中榨取汁液。②西红柿洗净，切碎，也用榨汁机榨成汁。③将西红柿、荸荠的汁液倒在一个杯中混合，加入白糖搅匀即成。

芦　笋

芦笋原产于欧洲温暖的沿海地带，是世界十大名菜之一。它并非芦苇的嫩芽，而是因其状如春笋而得名。芦笋味美芳香，纤维柔软可口，能增进食欲，帮助消化，并具有极高的营养价值，因而被誉为“蔬菜之王”。

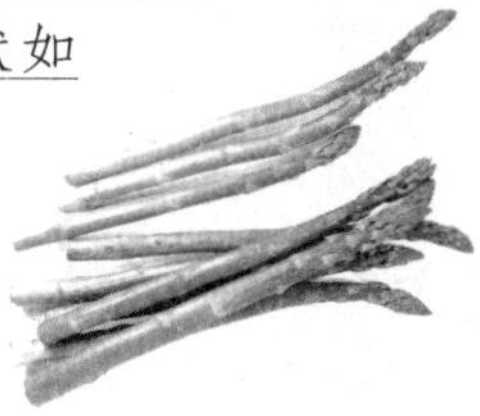

【保健功效】

◆ 防癌抗癌　芦笋中含有维生素C、维生素B2、β－胡萝卜素、芸香苷、槲皮素和甾质皂苷物质，能提高和调节人体免疫功能。此外，芦笋中含有大量的组蛋白、叶酸和核酸等与抗癌有关的物质，对各种致癌物质都有阻抗、杀伤作用，尤其能够抑制肺癌、皮肤癌、乳腺癌、膀胱癌、宫颈癌和胰腺癌的发生与扩散。

◆ 补充叶酸　芦笋中含有丰富的叶酸，有助于胎儿大脑的发育，还可以有效预防中老年人冠状动脉硬化、心脑血管疾病的发生。

◆ 延缓衰老　芦笋中的维生素C、β－胡萝卜素、芸香苷、槲皮素和硒等都是非常有效的抗氧化剂，能够延缓衰老，使人焕发青春活力，具有极佳的美容驻颜之功效。

【中医理论】

中医学认为，芦笋味甘，性寒，有清热利小便的功效，夏季食用还有消暑止渴、清凉降火的作用。

【食法宜忌】

宜

◆ 用油炒或油拌芦笋可以很好地吸收维生素C。

◆ 芦笋用以辅助治疗癌症时，应保证每天食用才能有效。

忌

◆ 芦笋中的叶酸很容易被破坏，若用来补充叶酸应避免高温烹煮。
◆ 芦笋不宜生吃，也不宜存放1周以上才吃。

保健药膳

芦笋汁

【材料】芦笋8根，冰块4块，凉开水60毫升。

【做法】①芦笋洗净，切成段。②芦笋段和凉开水放入榨汁机中，榨取汁液。③杯中先放入冰块，然后倒入芦笋汁，搅匀即可。

菠　菜

菠菜原产于伊朗，7世纪初传入我国，如今已是各地普遍栽培的主要蔬菜之一。菠菜光滑、柔嫩、含水多，可凉拌、炒食或做汤，一些欧美国家还用菠菜来制作罐头。它富含多种重要的维生素和微量元素，食之既可补充营养、预防疾病，还可激活大脑功能，增强青春活力，对人体健康非常有益，被认为是保健效果最佳的10种蔬果之一。

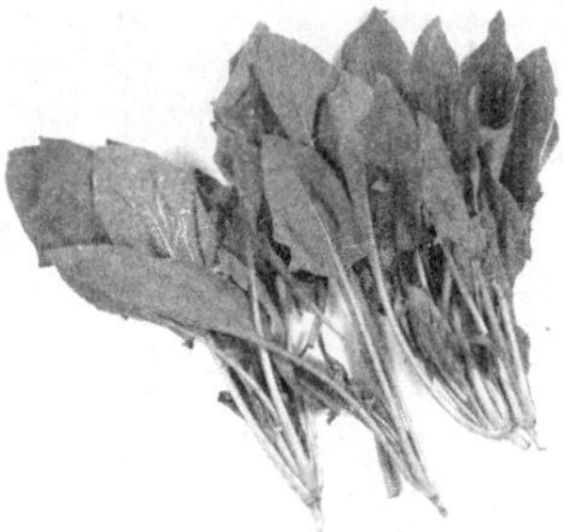

【保健功效】

◆ 益心健脑　菠菜含有丰富的叶酸，它能促进红细胞生成，分解体内那些会导致血管收缩和硬化的氨基酸，增加血管弹性，促进血液循环，有效预防心脏病。同时，菠菜中含有大量的抗氧化剂，有助于防止大脑老化，预防老年性痴呆症。

◆ 降血糖　菠菜叶中含有一种作用类似胰岛素的物质，有利于糖尿病的治疗。

◆ 保护眼睛　菠菜含有一种类胡萝卜素和维生素 A，前者可以减轻太阳光对视网膜造成的损害，降低患视网膜退化症的危险，后者不仅能保护视力，具有维护上皮细胞的功能，还能防治夜盲症。另外，菠菜中还富含蛋白质、核黄素等，这些成分对眼睛都具有保健作用。

◆ 抗衰老　菠菜中含有大量的维生素 C 和维生素 E 等抗氧化剂，它们能够抑制氧化脂质的形成，促进细胞增殖，从而具有抗衰老的作用，并对抑制黑色素的形成，防治黄褐斑也有明显效果。

【中医理论】

中医学认为，菠菜性凉，味甘，具有养血、止血、敛阴、润燥的功效，可治流鼻血、便血、高血压等症。

【食法宜忌】

宜

◆ 菠菜宜先用沸水焯一下再烹调，以除去其中所含的草酸，有利于机体对钙的吸收。

◆ 食用菠菜的同时应尽可能地多吃一些碱性食品，如海带、蔬菜、水果等，以促使草酸钙溶解排出，防止结石。

忌

◆ 儿童不宜多吃，成人每餐 80 ~ 100 克为宜。

◆ 不宜与鳝鱼、黄瓜、豆腐一同烹制。

保健药膳

菠菜洋葱牛肋骨汤

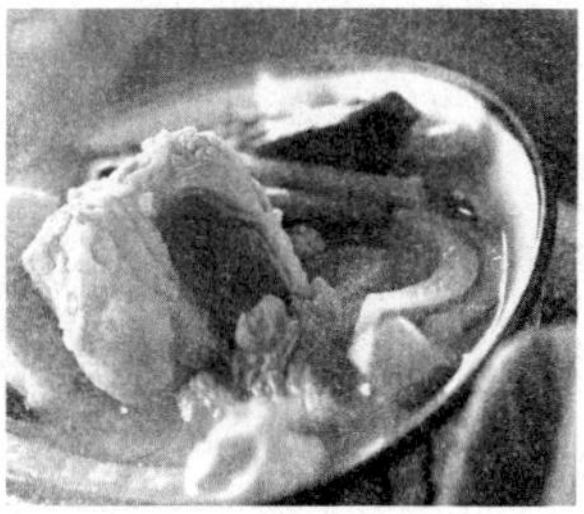

【材料】牛筋 125 克，带肉牛肋骨 500 克，菠菜 50 克，洋葱 20 克，盐、胡椒粉少许。

【做法】①牛筋、牛肋骨洗净，将牛筋切成长条。②菠菜洗净后切段；洋葱对切成 4 大瓣。③汤锅烧开水，沸后放进牛肋骨、牛筋和洋葱，待再次沸后将火调成小火，再煮40分钟，放进菠菜，加适量盐调味，菠菜烫熟即可熄火，撒少许胡椒粉提增香气。

小白菜

小白菜原产于我国，是备受青睐的绿叶蔬菜之一。小白菜各地都有栽培，但以长江以南为主要产区。小白菜品质清脆多汁、鲜嫩可口，是夏秋季节主要的蔬菜，其营养也非常丰富，是蔬菜中的佼佼者。

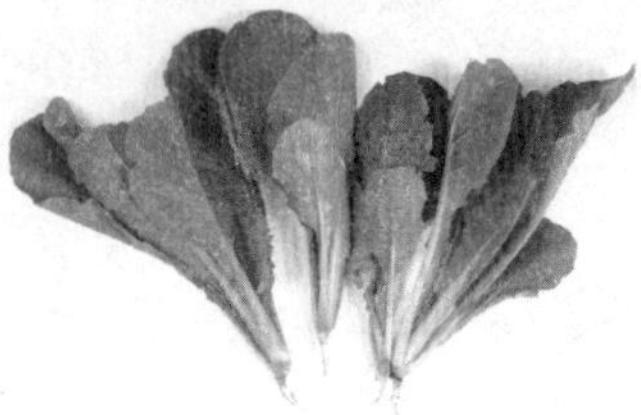

【保健功效】

◆ 防癌抗癌　小白菜富含的维生素C能形成一种“透明质酸抑制物”，可帮助体内排出亚硝酸胺，还能使癌细胞丧失活力。

◆ 预防动脉硬化　小白菜所含的膳食纤维和脂肪结合后，可促进胆固醇代谢物——胆汁酸排出体外，从而预防动脉粥样硬化的形成。

◆ 强健身体　小白菜是维生素和矿物质含量最为丰富的蔬菜之一，成人如果每天食用500克小白菜，就能满足身体所需的维生素、胡萝卜素以及钙、铁等微量元素的需求。小白菜中所含的钙、磷能够促进骨骼的发育，加速人体的新陈代谢和增强机体的造血功能；胡萝卜素、烟酸等营养素，也是维持生命活动的重要物质。

◆ 美容护齿　小白菜含有丰富的B族维生素和维生素C，多吃可美化肌肤，改善牙龈浮肿或出血等症状。

【中医理论】

中医学认为，小白菜性温，味甘，具有清热除烦、行气祛瘀、消肿散结、通利胃肠的功效。主治肺热咳嗽、胸闷、心烦、食少、便秘、腹胀等症。

【食法宜忌】

宜

◆小白菜是最容易受到农药污染的蔬菜之一，食用前最好用水浸泡 30 分钟以上，并多换几次水，以祛除叶面上残留的农药。

忌

◆ 用小白菜烹制菜肴时，炒、煮、熬的时间不宜过长，以免损失营养。

◆ 小白菜要现做现吃，不要吃剩下的，更不要吃隔夜的熟小白菜。

◆ 小白菜不宜生食。

保健药膳

银芽白菜汤

【材料】小白菜 50 克，黄豆芽 50 克，姜丝少许，盐 2 克，味精 1 克，高汤 600 毫升，植物油 15 克，香油 3 克。

【做法】①小白菜洗净切段。②锅中倒入植物油，烧至五成热时用姜丝炝锅，倒入高汤，加入豆芽同煮，汤开后，打去浮沫，豆芽煮透，去豆腥味，放入小白菜段，再煮 2 分钟，加盐、味精调味，淋香油即可。③健脾益胃，可预防高血压和高胆固醇血症。

芹　菜

芹菜其气味芳香，口感清脆，既可热炒，又能凉拌，深受人们喜爱。芹菜的营养十分丰富，含有较多的蛋白质、氨基酸、维生素、挥发性芳香油和多种人体必需矿物质。其中，钙和铁的含量比西红柿中的高十五倍左右；维生素 E 的含量比普通蔬菜中的更高。近年来研究表明，芹菜还具有很好的药用价值，常吃可防治多种疾病，是一种理想的“益寿延年菜”。

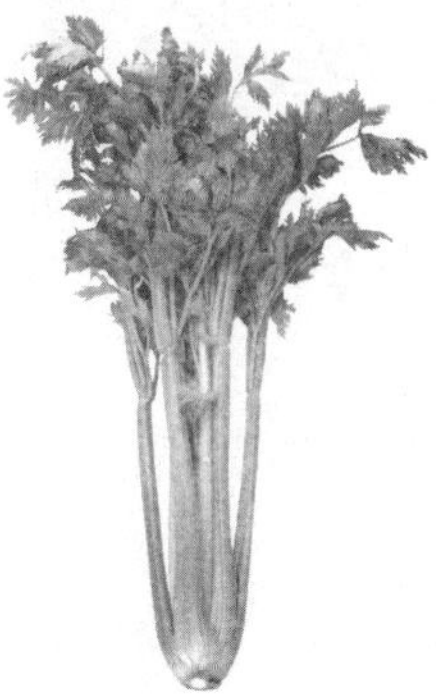

【保健功效】

◆ 防治便秘　芹菜中富含的硫质等营养物质，是一种强力肠胃“清洁剂”，同时，芹菜中还含有大量的纤维素，可刺激胃肠蠕动、保持大便通畅。

◆ 瘦身　芹菜中的膳食纤维含量非常丰富，它能促进人体内脂肪的分解，并吸收其热量，因此对瘦身有很好的效果。

◆ 防治心血管疾病　芹菜中含有较多量的黄酮类化合物，它具有降血压、降血糖、降血脂、保护心血管和增强机体免疫力的作用，对于动脉血管粥样硬化、神经衰弱患者亦有辅助治疗作用。

【中医理论】

中医学认为，芹菜性凉，味甘、无毒，具有壮骨、散热、利尿、祛风利湿、健胃利血气、润肺止咳、健脑镇静等作用。

【食法宜忌】

宜

◆ 食用芹菜时尽量保留其根叶，因根和叶子的营养成分比茎丰富。

◆ 烹制芹菜时应少放食盐。

忌

◆ 腐烂的芹菜不能吃，不要只切掉腐烂的部分，而吃剩下的部分。

保健药膳

芹菜蜜饮

【材料】鲜芹菜 100~150 克，冷水、蜂蜜各适量。

【做法】芹菜洗净捣烂绞汁，加适量水，与蜂蜜同炖温服。

韭 菜

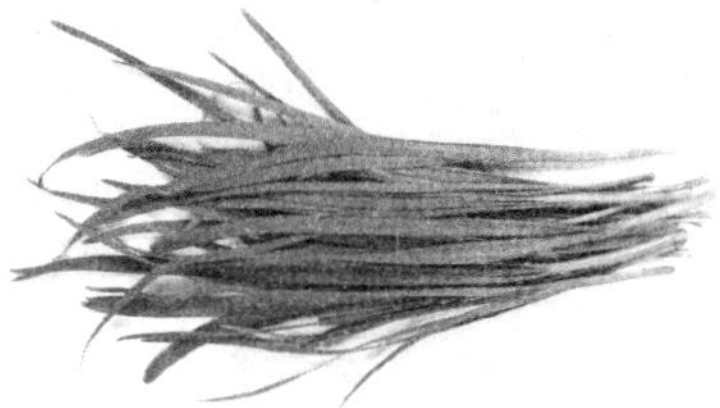

韭菜为百合科草本植物韭菜的茎叶，在中国已有3000多年的栽培历史，自古以来就备受青睐。韭菜菜质柔嫩，味道香辛，是一种营养价值极高的蔬菜，富含胡萝卜素、维生素B_2、维生素C及钙、磷、铁等矿物质。同时，韭菜还有一定的药用价值，其温补肝肾、助阳固精的效果尤佳，在药典上有“起阳草”之称。

【保健功效】

◆ 防癌抗癌　韭菜里所含的挥发性酶能激活巨噬细胞，抑制癌细胞生长转移。

◆ 补肾壮阳　据《本草纲目》的记载，韭菜有补肝肾、暖腰膝、治阳痿、壮阳固精之效。

◆ 防治便秘　韭菜中含有大量的膳食纤维，可增加肠胃蠕动，促进排泄废物，减少胆固醇和胆汁酸同细菌的作用时间，减少致癌有毒物质在肠道里的滞留时间，对防治便秘、结肠癌、痔疮等都有明显作用。

◆ 促进消化　韭菜中含有对健康有益的植物性芳香挥发油、硫化物、膳食纤维等成分，具有促进食欲的作用。

【中医理论】

中医学认为，韭菜性温，味甘，具有健胃提神、温补肝肾、助阳固精、温中下气、活血化瘀等功效，适用于肾阳虚衰、盗汗遗尿、腰膝酸软及妇女白带过多等症。

【食法宜忌】

宜

◆ 韭菜中含有的蒜素能够提高维生素 B_1 吸收率，所以，食用时最好搭配富含维生素 B_1 的食物。

忌

◆ 韭菜忌和蜂蜜、牛肉一同食用。

◆ 韭菜同酒一起食用会引起胃肠疾病。

◆ 隔夜的熟韭菜不能吃。

保健药膳

韭菜炒鸡蛋

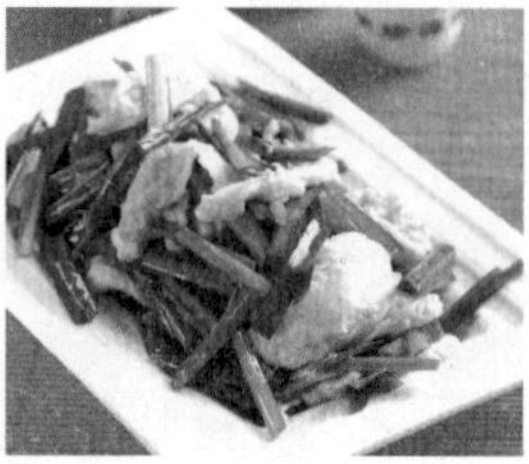

【材料】新鲜韭菜 100 克，鸡蛋 2~3 个，植物油 40 克，盐 4 克。

【做法】①将新鲜韭菜择好，洗净切碎，放在碗里，加入盐，用筷子搅拌匀。②将鸡蛋去壳倒入盛韭菜的碗里。③坐锅放植物油，待油热，将调好的鸡蛋、韭菜倒入锅里翻炒，至熟出锅。

丝 瓜

丝瓜原产于东南亚，明代引种到我国，成为人们常吃的蔬菜。丝瓜翠绿鲜嫩，清香脆甜，是夏日里清热泻火、凉血解毒、醒脾开胃的一道佳肴。丝瓜不仅口感佳、营养多，含有大量的维生素、矿物质及皂苷、植物黏液、木糖胶等物质，还颇具养生保健价值，美容护肤效果尤佳，又被称为“美容瓜”。

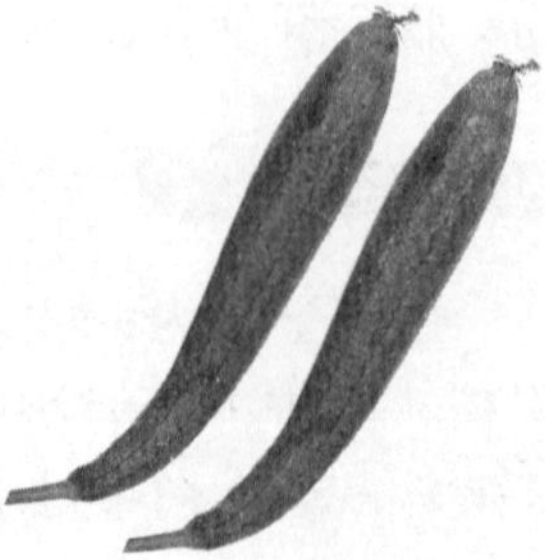

【保健功效】

◆ 健脑护心　丝瓜中富含维生素 B_1，可以保持神经机能的正常，防止精神疲劳，预防多发性神经炎、急性出血、脑灰质炎和心脏病的发生。常食用丝瓜对幼儿大脑发育及中老年人保持大脑健康十分有益。

◆ 美容护肤　丝瓜中含有防止皮肤老化的维生素 B_1 和增白皮肤的维生素 C 等成分，能保护皮肤消除斑块，使皮肤洁白、细嫩，是不可多得的美容佳品。用丝瓜藤浸泡后熬出来的水洗脸，也能起到润泽肌肤的作用，被称为“美人水”。

【中医理论】

中医学认为，丝瓜味甘，性平，具有清热凉血、生津止渴、顺气健脾、消肿解毒、祛风化痰和清热利咽等功效，适用于热病、痰喘咳嗽、痔疮、痈肿、乳汁不通等症。

【食法宜忌】

宜

◆ 丝瓜含水丰富，宜现做现切，以免营养成分随汁水流走。

◆ 丝瓜食用时应去皮，以清炒营养最佳。

忌

◆ 丝瓜不宜生吃。

保健药膳

丝瓜木耳汤

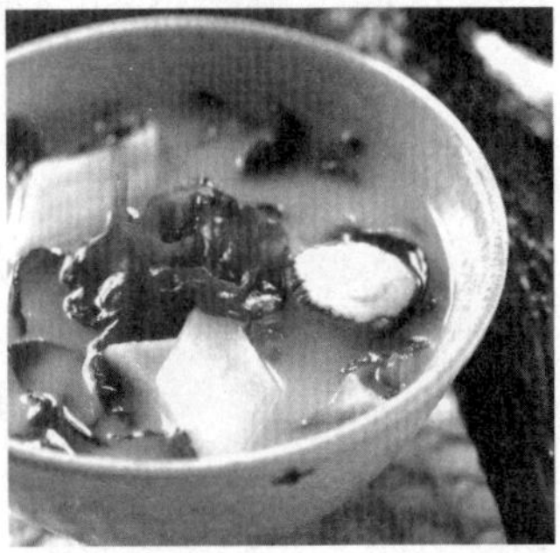

【材料】丝瓜 250 克，黑木耳（水发）30 克，白芷 15 克，料酒 10 克，姜 5 克，葱 10 克，盐 3 克，味精 2 克，胡椒粉 2 克，香油 20 克，水 1800 毫升。

【做法】①丝瓜去皮，切斜刀块；黑木耳洗净；白芷润透，切片；姜切片，葱切段。②将丝瓜、黑木耳、白芷、姜、葱、料酒同放炖锅内，加水1800毫升，旺火烧沸，再用小火炖煮30分钟，加入盐、味精、胡椒粉、香油调味即成。

香椿

香椿　又名椿芽，为多年生落叶乔木香椿树的嫩芽。香椿树是我国特有的树种，在山东、安徽、陕西和河南等地都有大规模的人工栽培，其顶端嫩芽和嫩叶脆嫩多汁、香气浓郁、风味独特，富含蛋白质、氨基酸、各种挥发油、多种维生素和微量元素等，营养十分丰富，是人们春季非常喜欢食用的珍品。香椿也是世界上唯一的乔木蔬菜，素有“树上青菜”之美称。

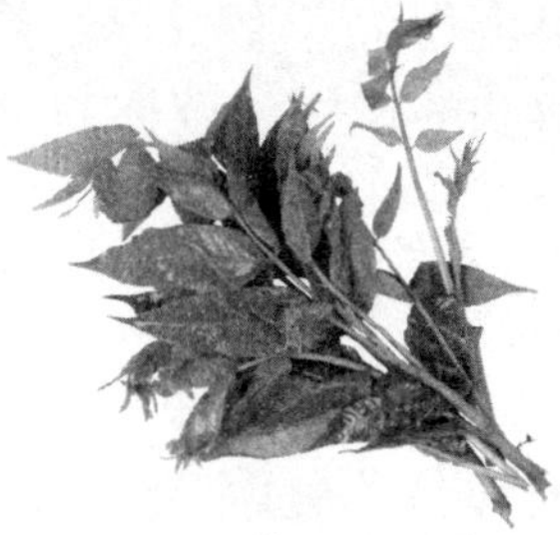

【保健功效】

◆ 提高机体免疫力　香椿中蛋白质的含量位居蔬菜之首，维生素C和胡萝卜素等营养物质也非常丰富，经常食用有助于增强机体免疫功能。

◆ 蛔虫杀菌　香椿含有楝素，其挥发的气味能够透过蛔虫的表皮，蛔虫受到刺激后无法继续附着在肠壁上，从而被排出体外。现代医学研究表明，香椿煎汁对金黄色葡萄球菌、肺炎球菌、痢疾杆菌、伤寒杆菌、大肠杆菌、绿脓杆菌等都有明显的抑制和杀灭作用。

【中医理论】

中医学认为，香椿味苦，性温，具有清热解毒、涩肠止血、健胃理气、祛风除湿等功效，可治疗脚气、肠炎、痢疾、子宫炎、泌尿系统感染等症。

【食法宜忌】

宜

◆ 一定要吃用开水烫过的香椿，否则容易诱发癌症。

忌

◆ 香椿不可过量食用，每餐30~50克为宜，多食可能会使人神志不清。

保健药膳

香椿芽粥

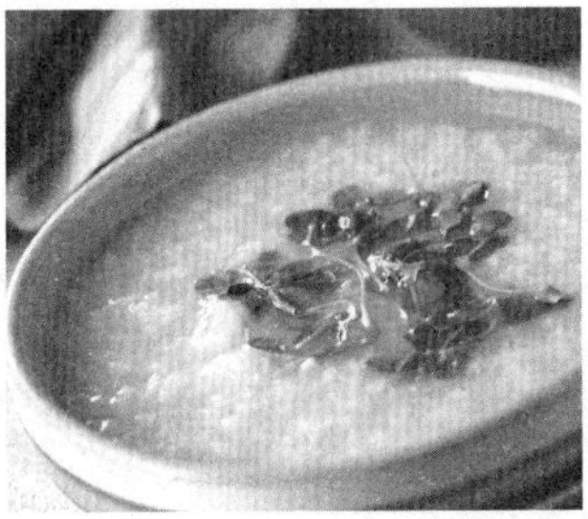

【材料】粳米100克，香椿100克。

【做法】①将香椿芽择洗干净，放入开水中略烫后捞出。②粳米洗净，用冷水浸泡半小时。③锅中加入约1000毫升冷水，将粳米放入，先用旺火烧沸，再改用小火熬至八成熟，加入香椿，再续煮至粥成，下入盐拌匀，再稍焖片刻即可。

茼蒿

茼蒿为菊科一年生草本植物茼蒿的茎和叶，原产于地中海地区，在我国已有900多年的栽培历史。茼蒿具有蒿之清气、菊之甘香，其味道鲜嫩可口，食法多种多样，可凉拌、炒食或煮食等。茼蒿的营养价值极高，一般营养成分无所不备，尤其胡萝卜素的含量超过普通蔬菜。南宋诗人陆游曾专门为茼蒿赋诗，称赞其为“天赐佳蔬”。

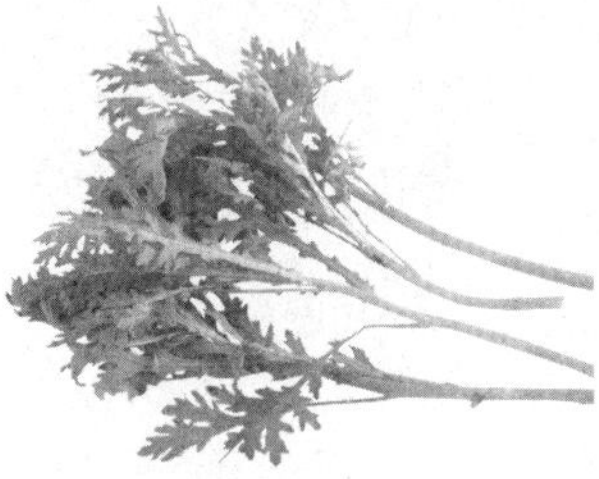

【保健功效】

◆ 安神健脑　茼蒿气味芳香，含有丰富的维生素、胡萝卜素及多种氨基酸，具有养心安神、稳定情绪、降压护脑、防止记忆力减退等功效。

◆ 消肿利尿　茼蒿含有多种氨基酸、脂肪、蛋白质及较高量的钠、钾等矿物质，能调节体内水液代谢，可消除水肿、通利小便。

◆ 清肺化痰　茼蒿富含维生素A，经常食用有助于抵抗呼吸系统的感染，润肺消痰。茼蒿特殊的芳香气味也有助于平喘化浊。

【中医理论】

中医学认为，茼蒿味甘、辛，性平，无毒，可清血养心，润肺消痰。此菜自古即做药用，唐代孙思邈曾收载于《千金方》中。

【食法宜忌】

宜

◆ 茼蒿与肉、蛋等荤菜共炒可提高其维生素A的利用率。

◆ 茼蒿在烹调时应注意用旺火快炒，因其中的芳香精油遇热易挥发，会减弱茼蒿的保健功效。

保健药膳

蒜蓉茼蒿

【材料】茼蒿400克，盐5克，味精1克，蒜50克，植物油40克，香油适量。

【做法】①将茼蒿用清水洗净，沥水；蒜剁蓉。②锅中加入植物油烧至五成热，下蒜蓉炒香，放入茼蒿，翻炒几下后加入盐、鸡精拌匀，放入香油即可。

苦 瓜

苦瓜原产于印度东部，约在明初传入我国南方。苦瓜虽然含有一种特殊的苦味，却从不会把苦味传给“别人”，如用苦瓜烧鱼，鱼绝不沾苦味，所以苦瓜又有“君子菜”的雅称。苦瓜富含独特的苦味素，营养价值极高，经常食用苦瓜可起到极佳的保健作用。

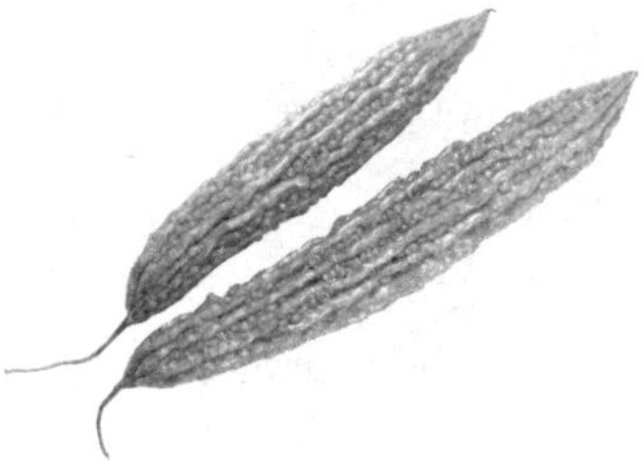

【保健功效】

◆ 防癌抗癌　苦瓜中含有的蛋白质类物质可以增强免疫细胞吞食癌细胞的能力。同时，苦瓜中富含维生素 B_{17}，对癌细胞有较强的杀伤力。所以经常食用苦瓜可起到明显的抗癌效果。

◆ 防治糖尿病　苦瓜所含有的苦瓜多肽类物质是一种胰岛素类物质，具有快速降低血糖、调节血脂、提高免疫力等功能，能够预防和改善糖尿病及其并发症。

◆ 美容　苦瓜中维生素 C 的含量是柑橘的两倍多，经常食用不仅能增强机体免疫力，还可促进皮肤新陈代谢，使肌肤细腻光滑、有弹性。

◆ 促进消化　苦瓜中的苦味一部分来自于其所含的有机碱，它不但能刺激人的味觉神经，使人增进食欲，还可加快胃肠运动、促进消化。

◆ 防治脚气病　苦瓜富含维生素 B_1，具有预防和治疗脚气病的功效。

【中医理论】

中医学认为，苦瓜性寒，味苦，具有清暑祛热、明目解毒、养血益气、补肾健脾、滋肝明目等功效，可治疗热病、烦渴、中暑、痢疾、目赤、恶疮、痈肿、丹毒等症。

【食法宜忌】

宜

◆ 夏令时节尤宜食苦瓜，可清暑止渴，预防中暑。

忌

◆ 苦瓜忌多吃，每次以80~100克为宜。因为苦瓜中草酸多，多食会影响钙元素的吸收。

保健药膳

苦瓜炖蛤汤

【材料】茼蒿400克，盐5克，味精1克，蒜50克，植物油40克，香油适量。

【做法】①文蛤洗净；苦瓜洗净，切片。②将文蛤入沸水锅内煮至壳张，去壳挖肉，除净内脏，入热油锅内爆炒，加料酒、生姜、盐拌匀。③将苦瓜片铺入砂锅底，上面放蛤肉，加适量水，炖至蛤肉熟透入味，淋上香油即成。

蕨　菜

蕨菜是一种野生蔬菜，主要生长在山坡阴地中，属天然蔬菜，极少受到农药、化肥的污染，因此可谓“洁净”的无公害蔬菜，越来越受到人们的青睐。蕨菜鲜嫩细软，余味悠长，而且营养价值很高，同时具有多种药用功能，所以又享有“山菜之王”的美誉。

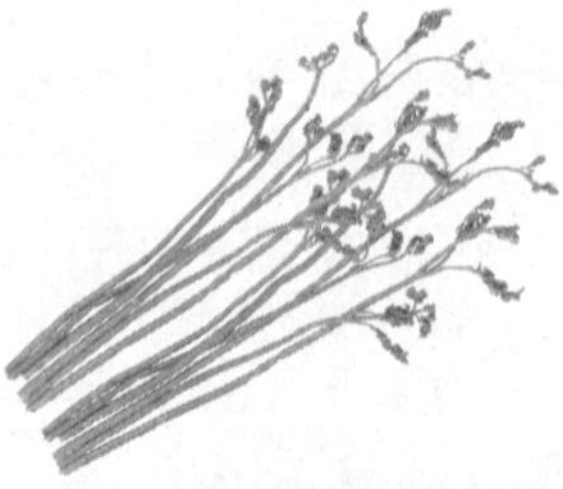

【保健功效】

◆ 预防心脑血管疾病　蕨菜含有的维生素 B_2、维生素 C 和皂苷等物质可以显著降低血压、血脂和胆固醇，能够扩张血管、改善心血管功能。

◆ 解毒杀菌　蕨菜中含有的蕨菜素能够清热解毒、杀菌消炎。同时，蕨菜含有的多糖能提高人体的免疫功能，预防感染性疾病。

◆ 清肠通便　蕨菜所含的膳食纤维可以促进胃肠蠕动，能够清肠排毒、下气通便、抑脂减肥，还可预防痔疮。

◆ 利尿　蕨菜具有利尿之效，民间常用蕨菜治疗小便淋漓不通。

【中医理论】

中医学认为，苦瓜性寒，味苦，具有清暑祛热、明目解毒、养血益气、补肾健脾、滋肝明目等功效，可治疗热病、烦渴、中暑、痢疾、目赤、恶疮、痈肿、丹毒等症。

【食法宜忌】

宜

◆ 蕨菜一般用开水煮熟后，取出撕开，用清水浸泡 1~2 天，每天换清水数次，泡去涩味，加油盐调料回锅炒熟食。

忌

◆ 蕨菜不宜与花生一同食用，也不宜长期大量食用。

保健药膳

麻辣鸡丝蕨菜

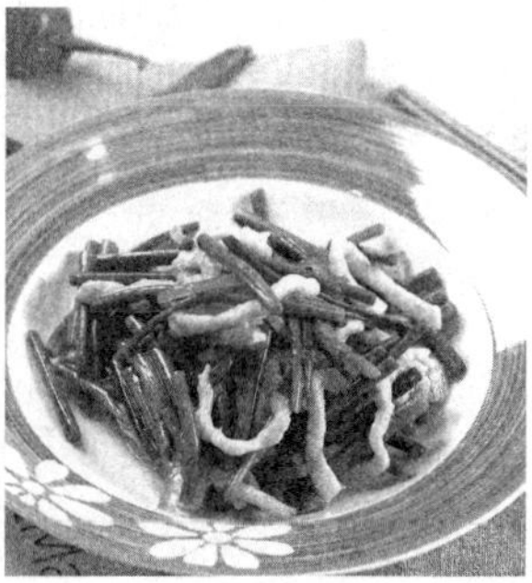

【材料】茼蒿 400 克，盐 5 克，味精 1 克，蒜 50 克，植物油 40 克，香油适量。

【做法】①将鸡脯肉切丝，用湿淀粉上浆；蕨菜用开水焯过，切成段。②锅内放沙拉油，烧至五成热，下入上浆的鸡肉丝滑至变色，捞出沥油。③锅留底油，烧至五成热，下花椒、干辣椒煸出香味，捞去花椒。④油温七成热时，下葱、姜炒香，放入鸡肉丝、蕨菜，烹料酒，加盐、味精翻炒，淋入香油即可。

白萝卜

白萝卜是我国本土蔬菜，目前在我国各地均有栽种，在广大的农村地区流传着“十月萝卜小人参”的谚语。现代科学研究表明，白萝卜营养丰富，含有大量碳水化合物、维生素C、膳食纤维和矿物质等，对于多种疾病有着很好的辅助治疗效果。

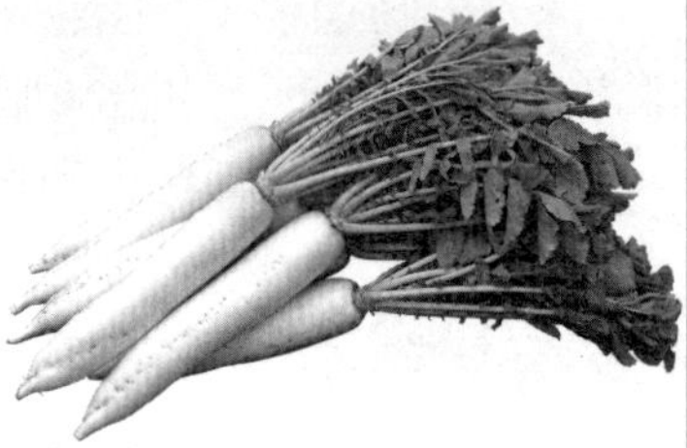

【保健功效】

◆ 防癌抗癌　白萝卜中维生素C含量尤为丰富，并且含多种酶，能消除致癌物质亚硝胺，防止细胞发生突变；所含的木质素，能提高巨噬细胞的活力，加速吞噬癌细胞。

◆ 减肥降压　白萝卜中含有胆碱物质，能降低血脂、血压，非常利于减肥。

◆ 利大小便　白萝卜具有清热生津的功效，而且白萝卜还有很强的行气作用，这些对于大小便的通畅都十分有利。

◆ 杀虫除菌　白萝卜中还含有一种特殊化合物——异硫氰酸苯脂，它能杀虫，且对人体无损害。用白萝卜汁来治滴虫性阴道炎，治愈率高达90%以上。

【中医理论】

中医学认为，白萝卜性味甘辛，性平，无毒，入肺、脾经，有下气消食、除痰润肺之功效，煮食可治肺热吐血、气胀食滞、食谷不化、痰多、口干、小便不畅、酒毒；生捣汁服食可治吐血、衄血、声嘶咽干、胸膈闷气、大小便不畅。

【食法宜忌】

忌

- 白萝卜不宜和胡萝卜一起食用，否则会破坏维生素C。
- 服用人参期间不宜食用萝卜，否则会失去滋补作用。
- 忌与橘子一同食用，否则会引发甲状腺肿大。

保健药膳

莲藕牛腩汤

【材料】新鲜白萝卜100克，蜂蜜少许。

【做法】新鲜白萝卜洗净，切碎捣烂，置消毒纱布取汁，加蜂蜜调味即可。

黑芝麻

黑芝麻为一年生草本植物芝麻的干燥成熟种子，除西藏外，在我国各省区均有栽培。黑芝麻富含多种营养成分，经常食用还可预防多种疾病、延缓衰老。《本草纲目》中称“服（黑芝麻）至百日，能除一切痼疾。一年面光不饥，二年白发返黑，三年齿落更生”。

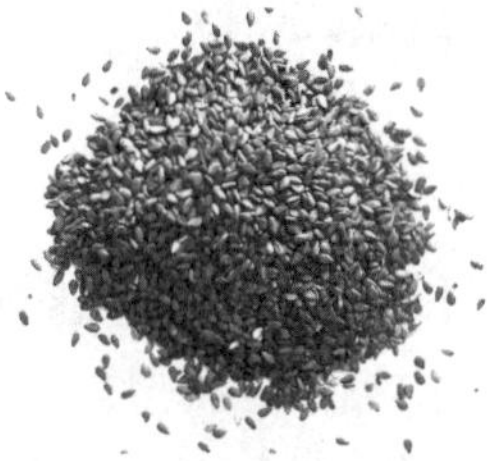

【保健功效】

◆ 强体抗癌　除了富含抗氧化剂维生素E之外，黑芝麻还富含抗氧化能力更强的硒元素，常食能提高身体免疫力，对抗癌症。

◆ 防治贫血　黑芝麻含丰富的不饱和脂肪酸、蛋白质、多种微量元素和维生素，铁元素尤其丰富，比猪肝的铁元素多1倍，比蛋黄多6倍。常食不仅对调整偏食、厌食有积极的作用，还能预防缺铁性贫血。

◆ 增强记忆力　黑芝麻含有增进大脑营养的重要元素，如亚油酸、芝麻油等，常食能够预防脑部细胞退化，从而达到健脑与增强记忆力的功效。

【中医理论】

中医学认为，黑芝麻味甘，性平，入肝、肾经，具有滋补肝肾、生津润肠、润肤护发、抗衰祛斑、明目通乳的功效，可用于血虚、视物昏花、耳鸣、津少便秘、面斑、久咳不愈、发枯不泽、乳汁不通、失眠等症。

【食法宜忌】

宜

◆ 黑芝麻仁外面有一层稍硬的膜，碾碎后人体才能吸收到其中的营养，所以整粒的黑芝麻应加工后再食用。

◆ 将黑芝麻制成糊可以更加有效地吸收维生素E和亚油酸等成分。

保健药膳

黑芝麻红枣粥

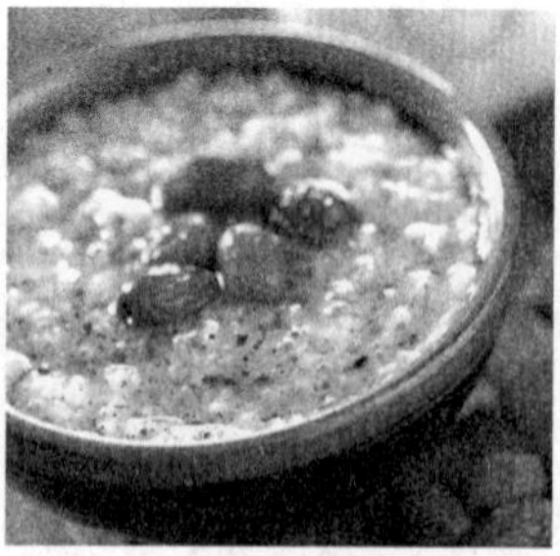

【材料】黑芝麻20克，粳米150克，红枣8颗，白糖30克，冷水1500毫升。

【做法】①黑芝麻下入锅中，用小火炒香，研成粉末，备用。②粳米洗净，用冷水浸泡半小时，捞出，沥干水分；红枣洗净去核。③锅中加入约1500毫升冷水，放入粳米和红枣，先用旺火烧沸，然后改用小火熬煮，待米粥烂熟时，调入黑芝麻粉及白糖，再稍煮片刻即可。

黑 米

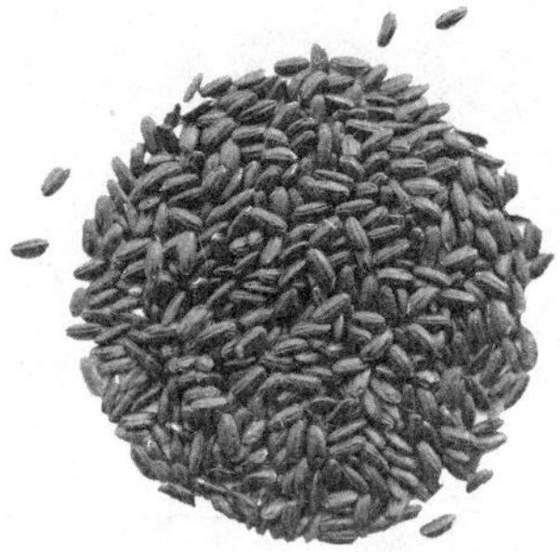

黑米　是稻米中的珍贵品种，属糯米类，主要分布在我国西南高原地区，以云南、贵州、广东、广西较为集中。用黑米熬制的米粥清香油亮、软糯适口，因其营养丰富，滋补效果较佳，被人们称为“补血米”“长寿米”。近年研究发现，黑米还具有许多特殊的营养功效，并能较好地改善缺铁性贫血和动脉粥样硬化等疾病，多食可以预防疾病、增进健康。

【保健功效】

◆ 抗癌抗过敏　黑米中含有黄酮、花青素、生物碱、类固醇、强心苷、皂苷等生物活性物质，它们能够提高机体非特异性免疫功能，增强人体的抗病及抗过敏能力；能维持血管的正常渗透压，减低血管的脆性，防止血管破裂；同时还有抗菌、抑制癌细胞生长的作用。

◆ 防治动脉硬化　黑米中的黑色素属于黄酮类化合物，它可以阻断氧自由基在人体内的连锁反应，减缓或改善辐射损伤、关节炎等疾病，对防治动脉粥样硬化有比较明显的效果。

◆ 补血　黑米中含有一种叫紫黑糯米醇的物质，它可促进人体骨髓造血细胞增殖，从而增强造血功能，对贫血也有一定的预防作用。

◆ 抗衰老　黑米中含有的紫黑糯米醇，对丝裂原、刀豆凝集素引起的淋巴细胞增殖有一定的促进作用，从而增强免疫功能，防治早衰。

◆ 滋补强身　黑米富含蛋白质和多种氨基酸，常食用黑米对慢性病患者、恢复期病人、产妇、幼儿、身体虚弱者，都有显著的滋补作用。

【中医理论】

中医学认为，黑米具有滋阴补肾、健脾益肝、明目活血的作用，可以治疗贫血、头昏、视物不清、头发早白等多种病症。

【食法宜忌】

忌

- 不宜吃未煮烂的黑米，以免引起急性肠胃炎。
- 服用四环素类药物时不宜食用黑米。

保健药膳

黑米党参山楂粥

【材料】黑米100克，党参15克，山楂10克，冰糖10克，冷水1200毫升。

【做法】①黑米洗净，用冷水浸泡3小时。②党参洗净，切片；山楂洗净，去核切片。③锅内加入约1200毫升冷水，将黑米、山楂片、党参片放入，先用旺火烧沸，然后转小火煮45分钟，待米粥熟烂，调入冰糖即可。

黑　麦

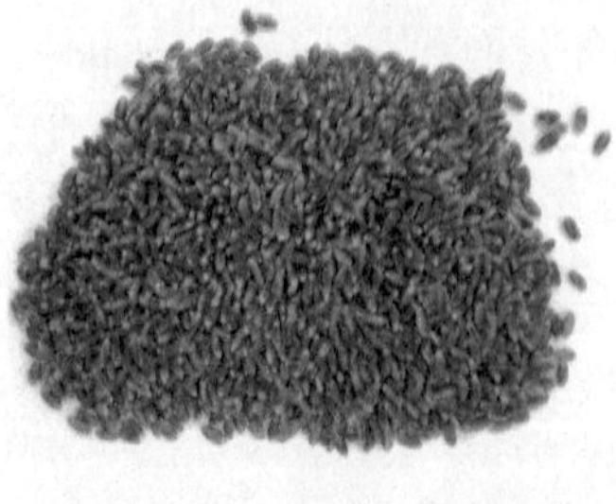

黑麦　是一种粮食和饲料兼用的作物，原产阿富汗、伊朗、土耳其一带，现主要栽培区域在北欧。黑麦的抗逆性很强，多分布在贫瘠地区的沙性土壤中，有“穷人的小麦”之称。作为一种特殊的优质小麦，黑麦营养价值卓越，富含多种特殊保健成分。科学研究表明，黑麦具有促进健康、预防癌症和心血管疾病等功效。

【保健功效】

◆ 预防癌症 黑麦中含有的不溶性纤维木酚素、异黄酮以及微量元素硒，均具有明显的抗癌作用。经常食用黑麦食品可有效降低乳腺癌、前列腺癌和大肠癌等疾病的发病率。

◆ 降压降脂 黑麦中富含可溶性黑麦纤维，可降低血糖，降低胆固醇，阻止脂质过氧化反应，对高血压、高脂血症等疾病都有明显的防治作用。

◆ 预防糖尿病 有研究表明，黑麦面包的结构紧密并且湿度大，在人体内分解的速度较慢，只需要较少的胰岛素就能保持人体血液的平衡，因此常吃黑麦面包可以达到预防糖尿病的目的。

◆ 促进发育 黑麦中含有大量人体不能自我合成的氨基酸，其中赖氨酸的含量是小麦含量的 1.5 倍，对于儿童生长发育不可缺少的组氨酸含量更是小麦含量的 1.79 倍。因此，多食用黑麦及其制品，可以促进少年儿童健康发育。

【中医理论】

中医学认为，黑米具有滋阴补肾、健脾益肝、明目活血的作用，可以治疗贫血、头昏、视物不清、头发早白等多种病症。

【食法宜忌】

宜

◆ 产妇如果想下奶，可以多喝一些黑麦汤。

忌

◆ 不要食用高温烘焙或煎炸的黑麦面包干，其中可能含有致癌物质。

保健药膳

黑麦面包

【材料】黑麦粉 500 克，小麦粉 500 克，温水 250 毫升，黄油 250 毫升，干酵母、盐、白糖适量。

【做法】①酵母溶于温水中，除黄油以外的其他材料放在一起，揉成面团，再将黄油加入，慢慢揉进面团。②将面团蒙上保鲜膜，放到温暖湿润处发酵至原来的2.5~3倍大，取出，滚圆，蒙保鲜膜松弛15分钟。③用刀在发酵后的面团顶部交叉划4刀，撒上薄薄一层黑麦粉。④烤箱预热200℃，放入烤箱中层烘烤22分钟左右即可。

黄 豆

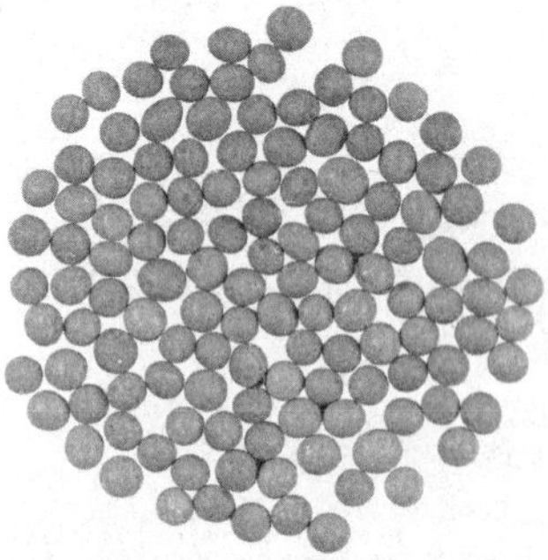

黄豆　豆科植物大豆的黄色种子，其种植历史约有4000多年，是我国的传统食品，有“豆中之王”的美称。黄豆的营养价值很高，仅蛋白质含量就比猪瘦肉多1倍；黄豆中的蛋白质在量和质上均可与牛奶蛋白媲美，所以黄豆又有“绿色乳牛”之誉。黄豆中的蛋白质与鸡蛋、鲜奶中的蛋白质的成分十分相似，含有人体所必需的多种氨基酸，其组成的比例也与人体需要接近，因此黄豆成为数百种天然食物中最受营养学家推崇的保健食品之一。

【保健功效】

◆ 防治心脑血管疾病　黄豆中富含的大豆蛋白质、亚油酸和豆固醇能明显降低血脂和胆固醇的含量，从而降低患心血管疾病的概率。大豆脂肪富含不饱和脂肪酸及大豆磷脂，有保持血管弹性和健脑的作用。

◆ 瘦身美容　黄豆中的皂苷类物质能减少脂肪吸收、促进脂肪代谢，大豆膳食纤维可加快食物通过肠道的时间，因而食用黄豆具有减脂的效果。此外，吃黄豆对皮肤干燥粗糙、头发干枯者大有好处，还可以促进肌肤的新陈代谢、加快机体排毒，令肌肤常葆青春。

【中医理论】

中医学认为，黄豆味甘，性平，可以“逐水胀，除胃中热痹、伤中淋露，下淤血，散五脏结积内寒”等，是食疗佳品。

【食法宜忌】

宜

- 一定要将黄豆烹制熟透后再食用，以破坏抗胰蛋白酶和凝血酶。
- 将黄豆做成豆制品食用，其蛋白质的消化率更高。

忌

- 黄豆难以消化，每次不能食用过多。
- 不宜经常食用，否则会影响铁元素的吸收而使人出现贫血症状。

保健药膳

红薯芥菜黄豆汤

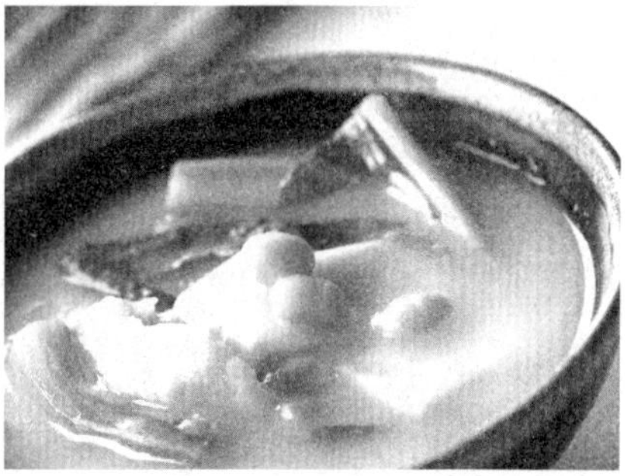

【材料】黄豆75克，红薯380克，芥菜300克，猪瘦肉100克，姜2片，盐适量，冷水适量。

【做法】①红薯去皮，洗净，切厚块；芥菜和黄豆洗净；猪瘦肉洗净，焯后再冲洗干净。②煲中加适量水，沸后放入红薯、芥菜、黄豆、猪瘦肉和姜片，水滚后改小火煲约90分钟，下盐调味即成。

玉 米

玉米原产于美洲。作为一种廉价的“粗粮”，玉米是某些贫困地区人民的主食。新鲜的熟玉米颗粒味道鲜美、香气独特，易于咀嚼和消化，是老幼皆宜的食品。玉米具有很高的营养价值以及多种医疗保健功效，多食玉米对人体的健康颇为有利。因此，有营养学家把玉米称为“黄金谷物”。

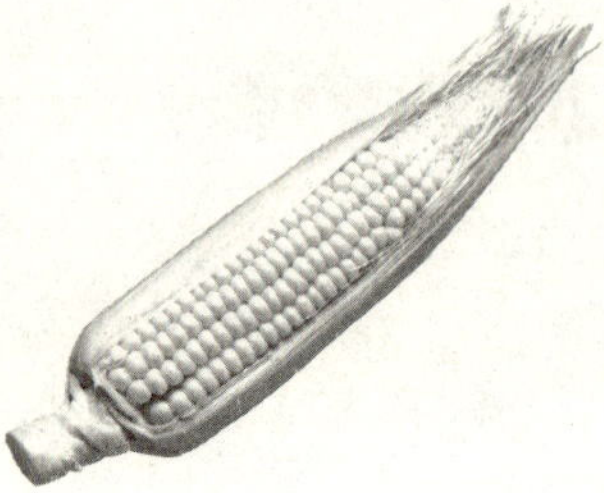

【保健功效】

◆ 防治心脑血管疾病　玉米脂肪中含有丰富的亚油酸、卵磷脂和维生素 E 等营养素，这些物质均具有降低胆固醇，防止高血压、冠心病和抗血管硬化的作用。

◆ 抗衰美容　新鲜玉米中含有大量的维生素，其中维生素 E 能够促进细胞分裂，延缓细胞老化，增强身体抵抗力，预防动脉粥样硬化、皮肤病变和早老性痴呆；而维生素 A 对防治老年人常见的干眼病、气管炎、皮肤干燥症及白内障等也有一定的辅助作用。玉米胚芽中所含的营养物质能增强人体新陈代谢，调整神经系统，抑制和延缓皮肤皱纹的产生，使皮肤细嫩光滑。

【中医理论】

中医学认为，玉米性平、味甘，有开胃、健脾、除湿等作用，主治腹泻、消化不良、水肿等。

【食法宜忌】

宜

◆ 食用玉米时也要吃掉玉米粒的胚尖部分，因为玉米的许多营养都集中在这里。

◆ 玉米蛋白质中缺乏色氨酸，所以以玉米为主食的人应多吃些豆类食品。

忌

◆ 发生霉烂、变质的玉米含有强致癌物——黄曲霉素，所以绝对不可食用。

◆ 不宜长期将玉米当作主食。

保健药膳

玉米香菇排骨汤

【**材料**】玉米2个，排骨500克，香菇5个，盐少许，冷水适量。

【**做法**】①排骨焯去血水；玉米切段；香菇泡软去蒂。②将排骨、玉米、香菇一同入锅，加入适量冷水煮，旺火转小火，慢慢煨炖约1小时，加盐调味即可。

花　生

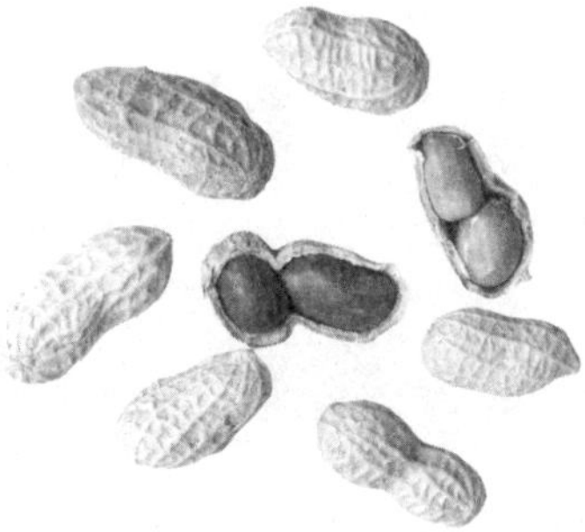

花生为豆科植物落花生的种子。现代考古学研究认为花生原产于南美洲，到了16世纪30年代才在我国落地生根，如今山东、河南、广东等省为主要产地。花生含有丰富的营养物质，具有较高的保健价值，在我国被认为是“十大长寿食品之一”，历来有“长生果”之称。现代医学对于花生的研究更加深入，美国膳食指导金字塔中，把坚果跟肉类、豆类归为同一类别，作为健康膳食的一部分，可以每天适量食用。

【保健功效】

◆ 保护血管 花生富含脂肪，其中75%以上为不饱和脂肪酸。不饱和脂肪酸有明显降低胆固醇的作用，对于预防动脉粥样硬化、高血压和冠心病等疾病十分有益。

◆ 补气止血 花生和花生红衣能抑制纤维蛋白的溶解，增加血小板的含量，改善血小板的质量及凝血因子的缺陷，加强毛细血管的收缩机能，促进骨髓造血机能，是补气止血的良药。

◆ 改善营养不良 花生富含维生素 B_1、维生素 E、叶酸、烟酸及丰富的镁、钙、铁、硒、钾等微量元素，每日膳食中添加花生有助于改善营养不良的状态，花生的营养价值可与鸡蛋、牛奶、肉类等一些动物性食品媲美。

【中医理论】

中医学认为，花生味甘，性平，具有润肺、和胃、补脾等功效。可用于烦咳、反胃、乳妇奶少等症。

【食法宜忌】

宜

◆ 身体虚弱的贫血患者在食用花生进补时，最好将花生红衣一起食用。

◆ 花生以炖食为佳，既避免破坏营养成分，还使其软烂易嚼，容易消化。

忌

◆ 生的花生中可能含有寄生虫的虫卵，不宜直接食用。

◆ 霉变的花生含有不可逆的致癌物质——黄曲霉菌，不能食用。

保健药膳

花生杏仁粥

【**材料**】粳米200克，花生仁50克，杏仁25克，白糖20克，冷水2500毫升。

【做法】①花生仁洗净，用冷水浸泡回软；杏仁焯水烫透，备用。②粳米洗净，浸泡半小时，放入锅中，加入2500毫升冷水，用旺火煮沸。转小火，下入花生仁，煮约45分钟，再下入杏仁及白糖，搅拌均匀，煮15分钟，出锅即可。

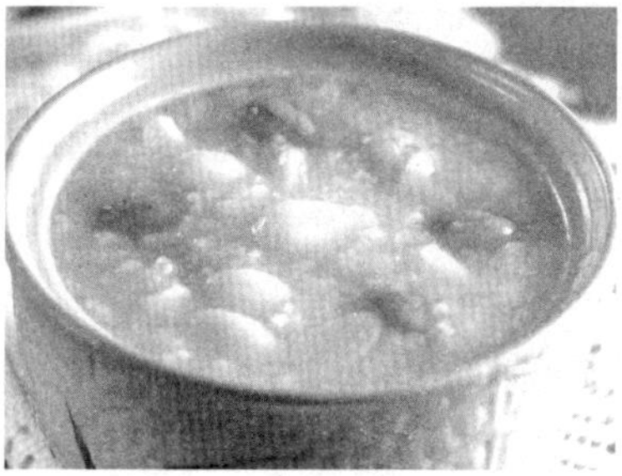

燕麦

燕麦是一种非常古老的农作物，我国大约在3000年前已有栽培，目前在西北、内蒙古、东北一带牧区或半牧区栽培较多。燕麦曾被视为粗粮，用来喂马，但随着对其营养价值的发现，如今已成为世界十大健康食品之一，被誉为“保健食品新贵族”。

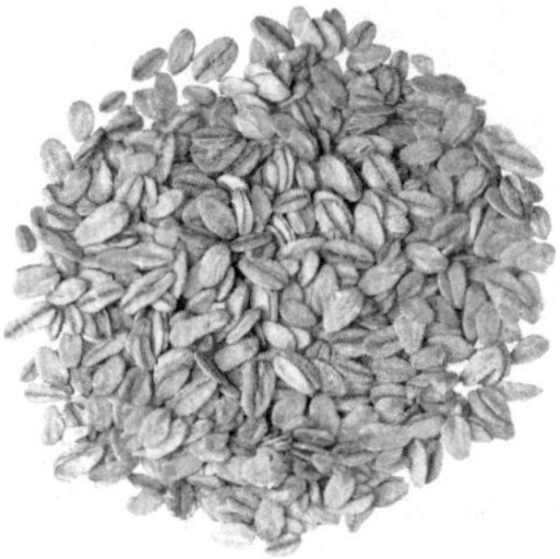

【保健功效】

◆ 防治糖尿病　燕麦所含的微量元素镁和铬有利于防治糖尿病，特别是铬能增强胰岛素的活性，加速糖代谢，促进脂肪和蛋白质的合成。

◆ 保护血管　燕麦中的抗氧化剂可以抵御血细胞沉积，减轻导致动脉硬化的脉管收缩。此外，燕麦中的不饱和脂肪酸、可溶性纤维和皂苷素等还可以有效减少血液中的胆固醇，改善血液循环。

◆ 维护性机能　燕麦所含亚麻油酸是人体最重要的必需脂肪酸，它能维持人体正常的新陈代谢活动，同时又是合成前列腺素的必要成分，对维护人体的性机能有重要作用。

【中医理论】

中医学认为，燕麦味甘，性平，无毒，具有健脾益气、补虚止汗、养胃润肠之功效。

【食法宜忌】

宜

◆ 燕麦是一种高脂肪、高蛋白的谷类食物，所以最好搭配蔬菜类一起食用。

忌

◆ 燕麦一次不宜吃太多，每次 30 ~ 50 克为宜，否则会造成胃痉挛或是胀气。

保健药膳

燕麦粳米粥

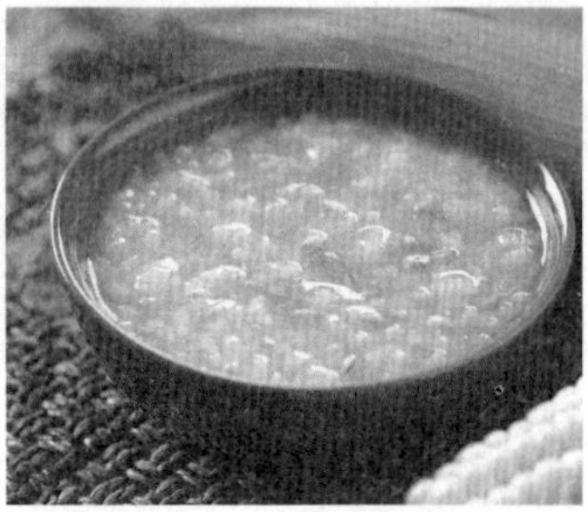

【材料】粳米 100 克，燕麦粉 30 克，白糖 10 克，冷水 1000 毫升。

【做法】①粳米洗净，用冷水浸泡半小时。②将粳米放入锅内，加入 1000 毫升冷水，先用旺火烧沸，然后改用小火熬煮。③粥熬至半熟时将燕麦粉用冷开水调匀，放入锅内，搅拌均匀，待粳米烂熟以后加白糖调味，即可盛起食用。

樱　桃

樱桃为蔷薇科樱桃属植物，是上市最早的一种落叶乔木果实，号称“百果第一枝”。据说黄莺特别喜好啄食这种果实，因而名为“莺桃”。其果实虽小如珍珠，但色泽红艳光洁，玲珑如玛瑙宝石一般，味道甘甜而微酸，营养也非常丰富，既可鲜食，又可腌制或作为其他菜肴食品的点缀，因而备受青睐。

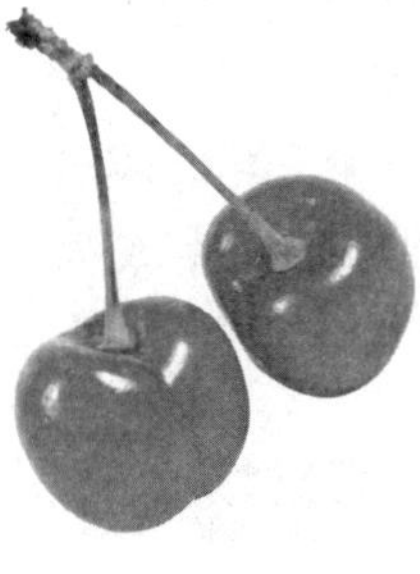

【保健功效】

◆ 补血益智　樱桃的铁含量特别高，大约是苹果、橘子、梨含铁量的20倍，位于各种水果之首。常食樱桃能补充铁元素，促进血红蛋白再生，既可防治缺铁性贫血，又可增强体质，健脑益智。

◆ 调血降压　樱桃富含多种维生素、微量元素和叶酸等成分，能够为人体祛除毒素，促进血液循环，稳定心律，降低血液中的胆固醇含量。

◆ 美容养颜　樱桃具有调中益气、滋润皮肤之功效，其所含的蛋白质、糖分、维生素C等营养物质均高于苹果和梨的含量。经常食用樱桃或用樱桃汁涂面能使皮肤红润嫩白。

【中医理论】

中医学认为，樱桃性温，味甘，具有调中益气、健脾和胃、养心宁血、祛风湿的功效。可治脾胃虚弱、消化不良、口舌干燥、腰膝酸软、肢体麻木等症。

【食法宜忌】

宜

◆ 新鲜的樱桃中含有能够减弱肿瘤细胞活化的成分，所以，癌症患者宜食用新鲜的樱桃。

忌

◆ 樱桃因含铁多，再加上含有少量氢氧化合物，若食用过多则会引起铁中毒或氢氧化物中毒，每天食用不应超过200克。食用后若有轻度不适可用甘蔗汁解毒。

保健药膳

银耳樱桃粥

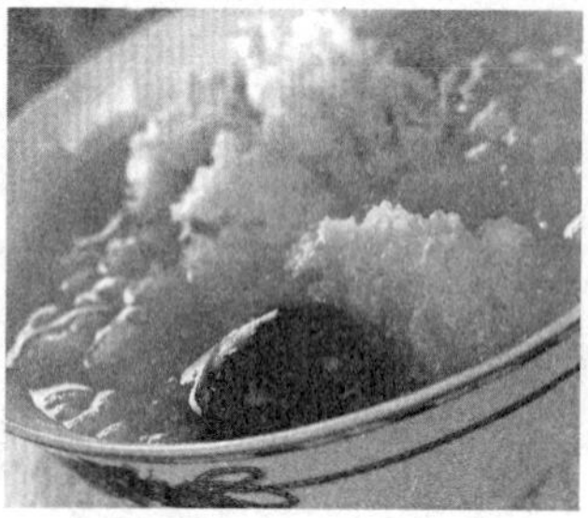

【材料】粳米100克，银耳20克，樱桃30克，糖桂花5克，冰糖10克，冷水1000毫升。

【做法】①银耳用冷水浸泡胀发，洗净，撕成片。②粳米洗净，用冷水浸泡半小时。③樱桃去柄，洗净。④锅中加入约1000毫升冷水，将粳米放入，先用旺火烧沸，再改用小火熬煮。

草 莓

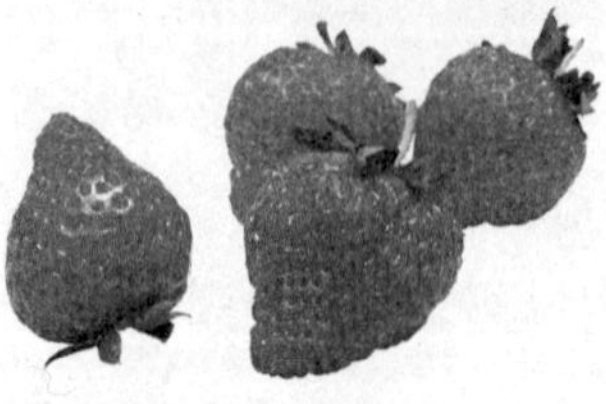

草莓　外观呈心形，鲜美红嫩，果肉多汁，酸甜可口，不仅色彩艳丽、营养丰富，而且还有一般水果所没有的宜人芳香，是水果中难得的色、香、味俱佳者，因此常被人们誉为“水果皇后”。

【保健功效】

◆ 防癌抗癌　草莓中鞣酸含量丰富，在人体内可吸附和阻止致癌物质的吸收，具有防癌作用。

◆ 保护血管　草莓中富含的维生素C除了可以预防坏血病以外，对动脉硬化、冠心病、心绞痛、脑溢血等都有积极的预防作用。

◆ 疗疮排脓　草莓含有多种有机酸、维生素和微量元素，外敷于疮疖患处，可起到解毒、排脓、生肌的功效。

◆ 润肠养胃　草莓的营养成分容易被人体消化、吸收，对胃肠道功能不佳和贫血患者均有一定的滋补调理作用。它还含有果胶和丰富的膳食纤维，可以帮助消化，通畅大便。

【中医理论】

中医学认为，草莓性凉，味酸，具有润肺生津、清热凉血、健脾解酒等功效，多吃也不会受凉或“上火”，是老少皆宜的健康食品。

【食法宜忌】

宜

◆ 草莓维生素C含量丰富，可以搅成汁再兑入牛奶，制作成牛奶草莓汁，既可以补充维生素C，又可以补充蛋白质和钙，使营养吸收更全面。

保健药膳

草莓柚奶汁

【材料】草莓50克，葡萄柚1个，酸奶200克，蜂蜜10克，淡盐水适量。

【做法】①葡萄柚去皮，切成小块；草莓去蒂，放入淡盐水中浸泡片刻，冲洗干净。②将葡萄柚块和草莓放入榨汁机中，添加适量酸奶，一起搅打成汁。③将草莓柚奶汁倒入杯中，加入蜂蜜调味，即可直接饮用。

红 枣

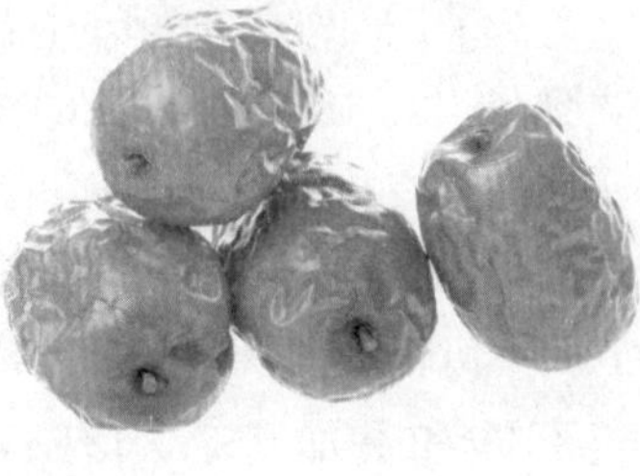

红枣 又名大枣，自古以来就被列为“五果”（桃、李、梅、杏、枣）之一，其栽培历史悠久，营养含量丰富，为秋冬季节进补之佳品。红枣最突出的特点是维生素含量高，被誉为“天然维生素丸”。国外的一项临床研究显示：连续吃红枣的高脂血症患者，恢复健康比单纯吃维生素药剂的患者快3倍以上。

【保健功效】

◆ 防癌抗癌　红枣中含有大量的维生素C、有机酸和抑制癌细胞物质，对防癌抗癌有重要作用。

◆ 补铁补钙　红枣中富含钙和铁，它们对防治骨质疏松和贫血有重要作用。更年期和老年人容易患骨质疏松症，正在生长发育高峰的青少年和女性容易发生贫血，红枣对这些症状有十分理想的食疗作用。

◆ 保护血管　红枣中所含的维生素C有改善人体毛细血管的功能，对高血压等心血管疾病的防治有一定功效。红枣所含的芦丁，是一种软化血管、降低血压的物质，对高血压有防治功效。

◆ 预防胆结石　经常食用红枣的人很少患胆结石，这是因为红枣中含有丰富的维生素C，能使体内多余的胆固醇转变为胆汁酸，降低结石形成的概率。

◆ 疏肝健体　药理研究发现，红枣能促进白细胞的生成，降低血清胆固醇，提高血清蛋白，保护肝脏。红枣中大量的糖类物质也能够对肝脏起到保护作用，对一些肝病的治疗有不错的辅助作用，同时还能增强人体免疫力。

【中医理论】

中医学认为，红枣味甘、性温，主要功能为补中益气、养血安神，临床主要用于脾胃气虚、血虚萎黄、失眠多梦等症的治疗。

【食法宜忌】

宜

◆ 枣皮中含有丰富的营养成分，炖汤时应连皮一起烹调；但生吃红枣时应吐枣皮，因为枣皮不易消化，会滞留在肠道中。

保健药膳

红枣桂圆猪皮汤

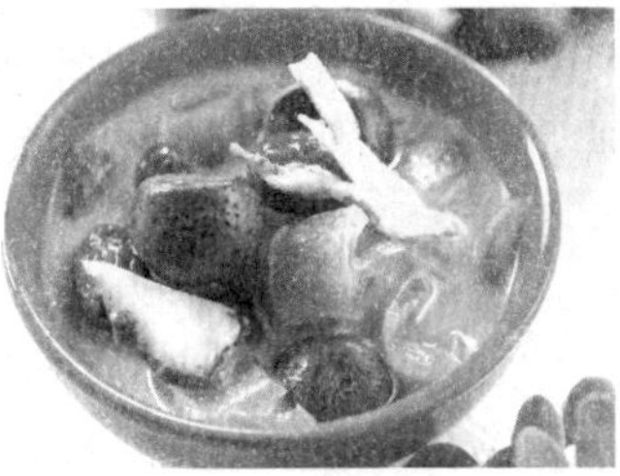

【材料】红枣15颗，猪皮500克，当归20克，桂圆肉30克，盐少许，冷水2000毫升。

【做法】①红枣去核，洗净；当归、桂圆肉洗净。②尽量剔除黏附在猪皮上的脂肪，切块，洗净，焯水。③瓦煲内注入冷水2000毫升，煮沸后加入以上食料，煲沸后改用小火煲3小时，加盐调味即可。

山 楂

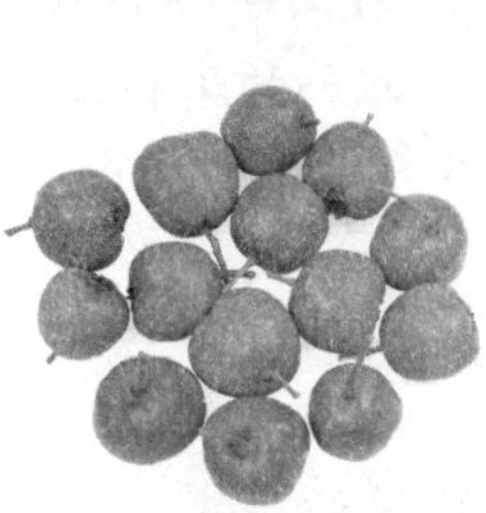

山楂有很高的营养和医疗价值，是人们十分喜爱的果品。因中老年人常吃山楂制品能增强食欲，改善睡眠，保持骨和血中钙的恒定，预防动脉粥样硬化，延年益寿，故山楂被人们视为“长寿果”。

【保健功效】

◆ 防衰抗癌　山楂所含的黄酮类和维生素 C、胡萝卜素等物质能增强机体免疫力，并有防衰老、抗癌的作用。

◆ 降压降脂　山楂能防治心血管疾病，扩张血管，增加冠脉血流量，消除冠状动脉脂质沉积，降低血压和胆固醇，软化血管。

◆ 强心护心　山楂中的山楂黄酮有一定的强心作用，可以增加血液输出量，使心脏的收缩能力加强，对老年性心脏病患者非常有益。

◆ 开胃助消化　山楂酸可以刺激食欲，帮助消化，特别对消除肉食积滞作用明显。

◆ 活血化瘀　山楂有助于解除局部瘀血状态，对跌打损伤有辅助疗效。另外，山楂对子宫有收缩作用，在孕妇临产时有催生之效，还能促进产后子宫复原。

◆ 消炎杀菌　山楂对痢疾杆菌有很强的抑制作用，对其他病菌如白喉杆菌、伤寒杆菌等也有明显的抑制作用。

【中医理论】

中医学认为，山楂具有消积化滞、收敛止痢、活血化瘀等功效。主治饮食积滞、胸膈痞满、闭经等症。

【食法宜忌】

宜

◆ 山楂和莲子一同炖汤，有开胃提神的功效，经常食用不但能够滋补身体，还可以益智醒脑。

◆ 野山楂应带皮食用，因为山楂的果皮中也含有丰富的营养，但是人工栽种的山楂往往喷洒过农药，所以最好去皮食用。

◆ 牙齿怕酸的人可以食用山楂糕等山楂制品。

保健药膳

橘子山楂桂花羹

【材料】橘子、山楂各 50 克，桂花 20 克，白糖 10 克，冷水适量。

【做法】①橘子剥皮、去核，切成小丁；山楂去核，洗净，切片；桂花洗净。②将橘子、山楂、桂花放入炖锅内，加入适量冷水，置旺火上烧沸，改用小火煮25分钟，加入白糖，搅拌均匀即可。

杨　梅

杨梅因其形似水杨子、味道似梅子而取名杨梅。杨梅是我国特产水果之一，其果实色泽鲜艳，汁液多，甜酸适口，营养价值高，能够生津解渴，和胃止呕，运脾消食，对于促进食欲、治疗消化不良有不错的效果，素有“果中玛瑙”的美誉，在江浙一带又有“杨梅赛荔枝”之说。

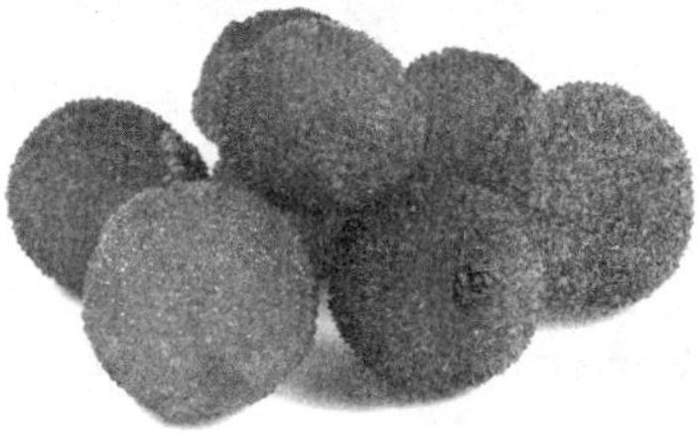

【保健功效】

◆ 防癌治癌　杨梅中含有的B族维生素和维生素C能够防止癌细胞生成，果仁中所含的氰胺类、脂肪油等也有抑制癌细胞的作用。

◆ 降低血脂　杨梅含有多种有机酸和大量维生素C，不仅可直接参与体内糖的代谢过程，而且还有降血脂的功效。

◆ 解暑瘦身　新鲜杨梅所含的果酸既能开胃生津，消食解暑，又能阻止体内的糖转化为脂肪，有助于瘦身。

【中医理论】

中医认为，杨梅味甘、酸，性温，具有生津止渴、健胃消食的功能，对于食后饱胀、饮食不消、胃阴不足、伤暑口渴等症状有较好的食疗效果。

【食法宜忌】

宜

◆ 杨梅蘸少许盐食用味道会更加鲜美可口，而且还有止渴、活血、消痰、清理肠胃的功效。

◆ 民间常将杨梅浸入酒中，制成杨梅酒，不但可以长时间保存杨梅，经常饮用还有舒筋、开胃的功效。

忌

◆杨梅忌与生葱同食。

◆食用杨梅后应及时漱口或刷牙，而且杨梅不宜多吃，每次食用5个左右（约40克）为宜，以免上火生疮、损坏牙齿。

保健药膳

杨梅绿豆粥

【材料】糯米150克，绿豆50克，杨梅10颗，白糖15克，冷水2000毫升。

【做法】①糯米、绿豆洗净，用冷水浸泡3小时。②杨梅漂洗干净。③锅中加入约2000毫升冷水，将糯米和绿豆一同放入，先用旺火烧沸，再用小火煮至糯米、绿豆熟烂，加杨梅、白糖搅拌均匀即可。

石　榴

石榴原产中亚的伊朗、阿富汗等地。分为观赏和食用两大类，是一种珍奇的浆果。石榴果实外形呈圆球形，皮内百子同房，籽粒色彩绚丽，晶莹剔透。石榴不仅形色美艳，而且甘美多汁，味甜微酸，营养丰富，具有很高的药用价值。

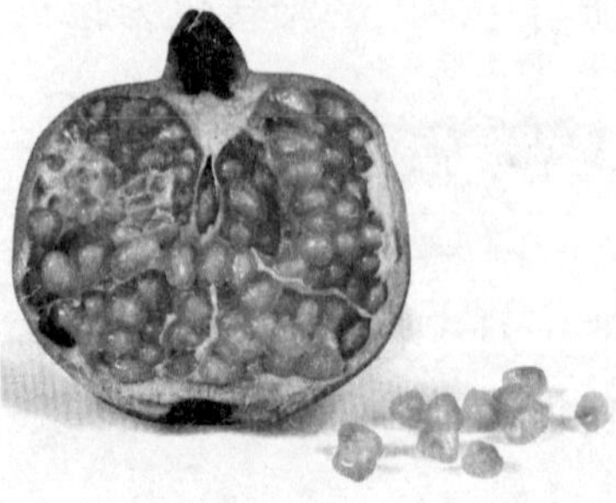

【保健功效】

◆ 保护血管　石榴汁富含大量的尼克酸素、抗坏血酸素、多种氨基酸和微量元素，具有软化血管，降血脂、降血糖、降低胆固醇等多种功效，可防治冠心病、动脉硬化、高血压等心脑血管疾病。

◆ 美容抗衰老　石榴中含有两大抗氧化成分——红石榴多酚与花青素，可中和人体内诱发疾病与衰老的氧自由基，抵抗机体炎症，具有抵抗衰老的神奇功效。石榴中丰富的水分和钙、镁、锌等微量元素，能迅速补充肌肤所失的水分与营养，使肤质更为亮泽柔软。

【中医理论】

中医学认为，石榴性温涩，润燥兼收敛，主治咽喉燥渴，可止渴生津、涩肠止泻、固肾收敛。但吃多容易伤齿，生痰。

【食法宜忌】

宜

◆ 嚼食石榴的种子对咳嗽、口干、口舌生疮、支气管炎非常有效。

忌

◆ 石榴不宜与海味同时食用。

◆ 多食石榴会损伤牙齿，建议每次1个（约100克）为宜。

保健药膳

石榴花粥

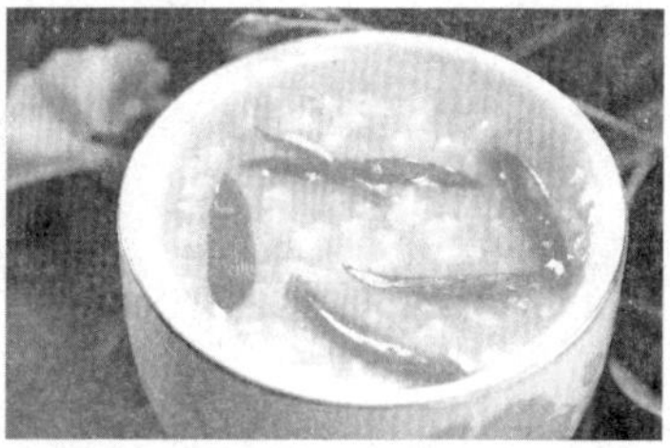

【材料】粳米100克，石榴花5朵，白糖60克，冷水适量。

【做法】①粳米洗净，用冷水浸泡半小时。②将石榴花撕下花瓣，择洗干净。③取锅放入冷水、粳米，先用旺火煮开，然后改用小火熬煮，至粥将成时加入石榴花、白糖，再略煮片刻即可。

猕猴桃

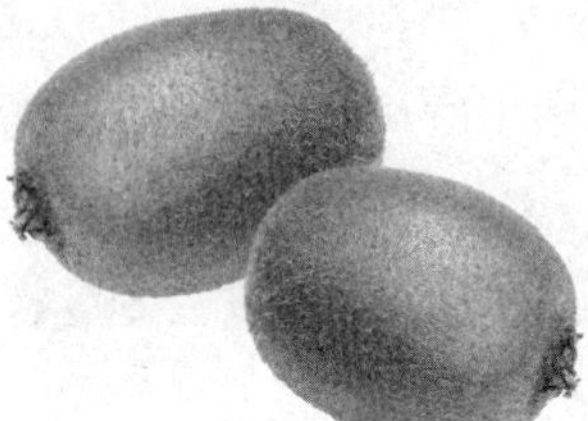

猕猴桃原产于我国。猕猴桃果实呈卵圆形，外带棕黑色的绒毛，成熟的猕猴桃清香扑鼻、果肉翠绿、汁多味美、酸甜爽口。猕猴桃属高级滋补水果，一个猕猴桃的维生素C含量就是人体每天所需量的2倍多，其他营养素含量也非常丰富，被誉为“水果之王”“营养第四餐”。

【保健功效】

◆ 排毒　猕猴桃含有丰富的果胶，可使肠道中的铅沉淀，减少人体对铅的吸收。同时，猕猴桃富含有机硒，它能与铅、镉、汞、砷等金属毒物在体内结合成金属硒蛋白复合物，并排出体外。

◆ 美容护肤　猕猴桃富含维生素C和维生素E。维生素C是皮肤美白所必需的物质，它可以抑制黑色素，防止雀斑的形成；而维生素E能够促进肌肉的正常发育，保持肌肤弹性，并直接帮助肌肤抵抗紫外线和污染物的侵害。

【中医理论】

中医学认为，猕猴桃性寒，味甘酸，具有和中理气、生津润燥、解热止渴、利尿通淋的作用。

【食法宜忌】

宜

◆ 猕猴桃同黄绿色蔬菜搭配食用，可以起到防止动脉硬化的神奇效果。

忌

◆ 不熟的猕猴桃不宜食用。可将生猕猴桃与苹果或香蕉放在一起，后者释放出来的化学气体可以快速催熟猕猴桃。

◆ 食用猕猴桃后不要马上食用牛奶或其他乳制品，否则会导致腹胀、腹痛或腹泻。

保健药膳

猕猴桃西芹汁

【材料】猕猴桃 1 个，西芹 1 根，菠萝 1/4 个，蜂蜜 15 克，凉开水 100 毫升。

【做法】①猕猴桃去皮取瓤，切成小块；西芹洗净，切成小段；菠萝切成块。②猕猴桃块、西芹段、菠萝块放入榨汁机中，加入凉开水一起榨取汁液。③将榨好的蔬果汁倒入杯中，加入蜂蜜搅拌均匀即可。

木　瓜

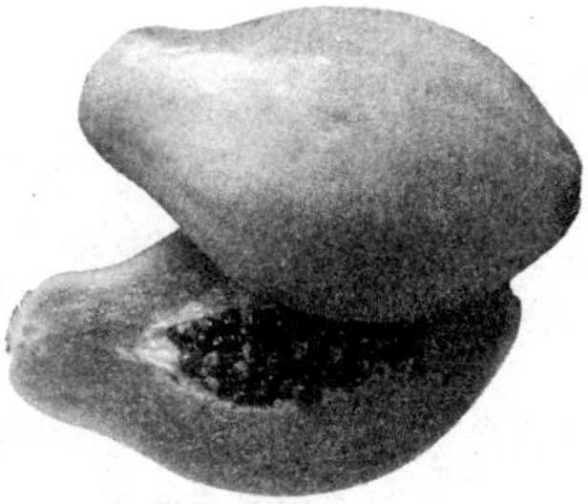

我国种植木瓜已经有 2000 年以上的历史，早在南朝时期，木瓜就已经成为朝廷的贡果。因其厚实细致、香气浓郁、汁水丰多、甜美可口、营养丰富，有着“百益之果”“水果之皇”“万寿瓜”之雅称，是我国岭南四大名果之一。明代的李时珍在《本草纲目》中对木瓜的药用功效作了详细的阐述。现代科学发现，木瓜富含维生素、氨基酸等营养成分，对于治疗某些疾病、增强体质有着非常好的效果。

【保健功效】

◆ 防癌抗癌　木瓜中所独有的番木瓜碱具有抗肿瘤功效，并能阻止致癌物质亚硝胺的合成，对淋巴性白血病细胞具有强烈抗癌活性。

◆ 健脾消食　木瓜中所含的木瓜蛋白酶，可将脂肪分解为脂肪酸。同时木瓜还含有一种木瓜酵素，能消化蛋白质，促进人体对于食物的消化和吸收，因此有健脾消食作用。此外，木瓜酵素还可以治疗多种胃疾。

【中医理论】

中医认为，木瓜味甘，性平，具有消食健胃、润肺止咳、消暑解渴等功效。

【食法宜忌】

宜

◆ 木瓜中的木瓜酵素是一种很强的蛋白质消化酶，饭后食用木瓜有助于消化。

◆ 木瓜的最佳食用方法是用糖或蜜浸渍后食用。

忌

◆ 木瓜中的番木瓜碱，对人体有小毒，每次食量不宜过多，1/4 个为宜，过敏体质者应慎食。

◆ 怀孕时不能吃木瓜，否则容易引起子宫收缩。

◆ 烹饪木瓜时忌用铁制或铝制器皿。

保健药膳

木瓜鱼尾汤

【材料】木瓜半个，鲩鱼尾 1 个，南北杏适量，姜丝、蒜蓉各少许。

【做法】①将鲩鱼尾洗净放入清水中，用小火煮开，放入少量姜丝及蒜蓉。②将木瓜洗净剖开，去掉瓜瓤，切成片状，放入鱼汤中，同时将南北杏洗净放入，用中火煲 3 小时，下盐调味即可。

柠 檬

柠檬属芸香科柑橘类柠檬的果实，营养价值极高，它不但含有丰富的维生素和多种人体必需的微量元素，还含有独特的柠檬油和柠檬酸，孕妇胎动不安者宜食，因此有"宜母子"或"宜母果"的美誉。它的果皮、叶片和花可以提取香精油，香精油是美容化妆品的重要原料；柠檬的果胚榨汁后，可制成蜜饯、果酱、糕点，还可以酿酒；柠檬汁则可以制成饮料、茶，清香可口，是西餐桌上常备果品，有"西餐之王"的称号。

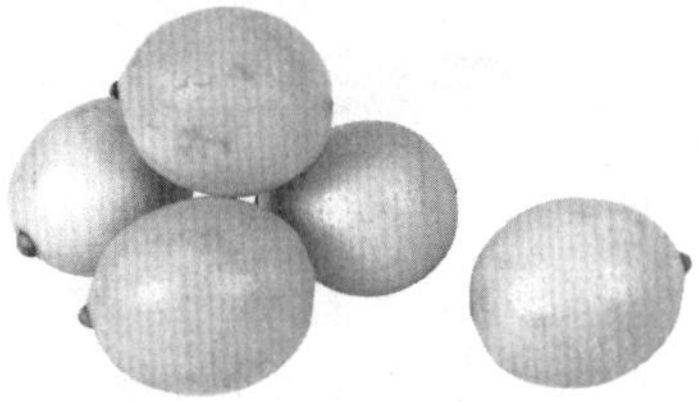

【保健功效】

◆ 防治败血症 柠檬中富含的维生素 C 是防止败血症的良药，因此水手需要经常摄入一定量的柠檬汁。

◆ 防治肾结石 柠檬中含有大量柠檬酸盐，它能够抑制钙盐的结晶，经常食用适量柠檬能预防、治疗肾结石。

◆ 杀菌抑菌 柠檬含有烟酸和丰富的有机酸，可以杀灭口腔和消化道内的细菌。

◆ 帮助消化 柠檬中的柠檬酸使果肉细嫩、易于消化。同时，柠檬酸还能促进胃中蛋白分解酶的分泌，增加胃肠蠕动，帮助消化。

◆ 美容护发 柠檬富含大量柠檬酸、维生素 A 和维生素 C。柠檬酸能中和人体内的碱性物质，防止色素沉着，对雀斑、色素沉着有漂白作用；皮肤吸收了维生素 A 后，可变得光洁润泽；维生素 C 能使皮肤变得光滑、细腻、白嫩、丰满。此外，柠檬酸能中和头发中的碱性成分，用柠檬汁洗头，可促进头发的生长发育。

【中医理论】

中医学认为，柠檬性温，味酸，无毒，具有止渴生津、清热杀菌、祛暑安胎、健脾开胃、疏滞化痰、止咳止痛等功能，可用于化食、解酒、减肥。另外，高血压、心肌梗死患者常饮柠檬饮料，对改善症状缓解病情也非常有益。

【食法宜忌】

宜

◆ 维生素C属于水溶性维生素，比较容易流失，更不耐热，而且柠檬因口感酸不适合直接食用，所以最好用来榨汁、配菜或是冲泡柠檬茶等。

忌

◆ 柠檬或柠檬汁的摄入量不宜过多，否则易导致酸血症，使人疲劳、困倦。

保健药膳

蜂蜜柠檬

【材料】柠檬1只，蜂蜜40克，茶末适量。

【做法】茶水煮浓汁约500毫升；柠檬洗净，榨汁，倒入温浓茶汁中，搅匀冷却后再加入蜂蜜调匀。

芒 果

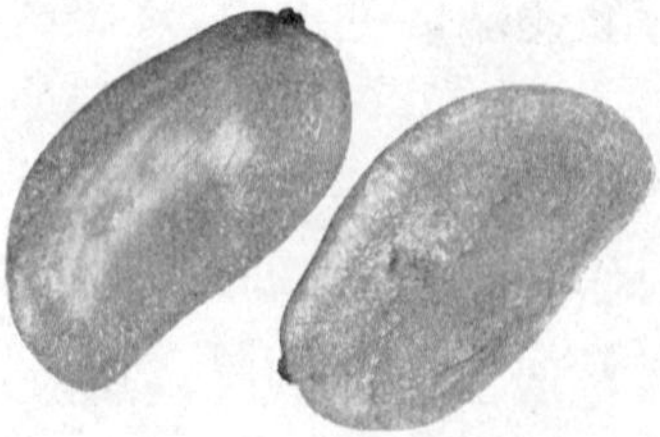

芒果原产于热带，目前在世界上100多个国家都有种植。芒果有的为鸡蛋形，也有为圆形、肾形、心形的，果皮呈浅绿、金黄或深红色，果肉为黄色。芒果集热带水果精华于一身，兼有菠萝、甜杏、柿子、水蜜桃等多种水果混合的滋味，清香适口，风味别致，营养丰富，具有极高的营养价值和药用价值，被人们誉为“热带果王”。

【保健功效】

◆ 防治结肠癌　芒果可以促进胃肠的蠕动，加速有毒物质、致癌物质排出，同时，芒果含有的芒果酮酸、异芒果醇酸和多酚类化合物也具有抗癌的作用，因此常食芒果对防治癌症，特别是结肠癌大有裨益。

◆ 防治心脑血管疾病　芒果中维生素 C 含量大大高于一般水果，即使经加热处理，其成分也不会消失。常食芒果可以不断补充体内维生素 C 的消耗，降低胆固醇和三酰甘油，从而有利于防治心脑血管疾病。

◆ 抗抑郁　芒果独特的芳香味道和其富含的维生素 B_6 可以起到稳定情绪的作用，对治疗抑郁症有一定效果。

【中医理论】

从性味上来说，芒果性平、偏温且营养丰富。食用芒果具有抗癌、美化肌肤、防治高血压、防治动脉硬化、防治便秘、清肠胃的功效。芒果叶的提取物还能抑制化脓球菌、大肠杆菌、绿脓杆菌，同时具有抑制流感病毒的作用。

【食法宜忌】

忌

◆ 芒果过多食用会使人皮肤变黄，并对肾脏造成损害，每次 1 个（约 100 克左右）为宜。如果食用后有芒果过敏症状发生，则应立即用淡盐水漱口化解。

◆ 芒果的叶子和种子有毒，不可食用。

◆ 避免与大蒜等辛辣食物一同食用，否则皮肤可能会发黄。

保健药膳

芒果刨冰

【材料】芒果 2 个，刨冰 1 碗，果糖半杯。

【做法】①芒果洗净、去皮，将果肉切丁，先放在碗内，拌入果糖搅匀。②刨冰放盘内，放上芒果即成。

柚　子

柚子营养价值很高，含有丰富的蛋白质、有机酸、维生素以及人体必需的多种微量元素，不仅是美食佳品，而且是天然的保健食物。柚子皮厚耐藏，一般可存放3个月而不失香味与营养，因此又有“天然水果罐头”之美誉。

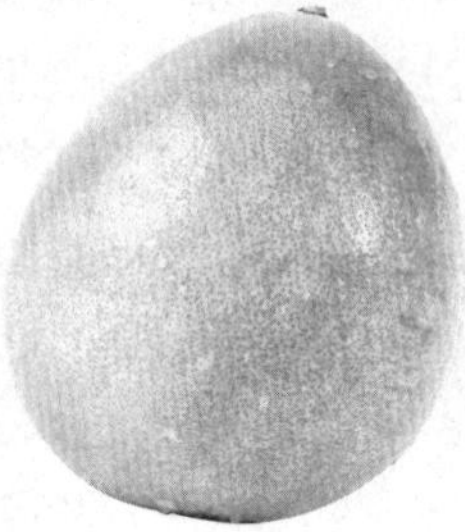

【保健功效】

◆ 降低血糖　新鲜的柚子肉中含有类似胰岛素的成分，能够有效降低血糖含量，对糖尿病的治疗有很大帮助。

◆ 保护血管　柚子含钾多，含钠少，对治疗高血压有益。同时，柚子含有的一种天然果胶还能够降低血液中的胆固醇含量及血液黏滞度，减少血栓的形成。因此，柚子是心脑血管病患者最佳的食疗水果。

【中医理论】

中医学认为，柚肉味甘、酸，性寒，无毒，具有理气散瘀、化痰止渴、润肺清肠、补肾健脾等功效，可以治疗食少、口淡、消化不良等症，对经常感冒、咳嗽、气管敏感的人也十分有益。

【食法宜忌】

忌

◆ 服药期间，特别是服用抗过敏药时应忌食柚子，因为柚子中含有大量可以抑制肠道蠕动的酶，会使体内药物大量残留，严重者可导致药物中毒。

保健药膳

蜂蜜柚子茶

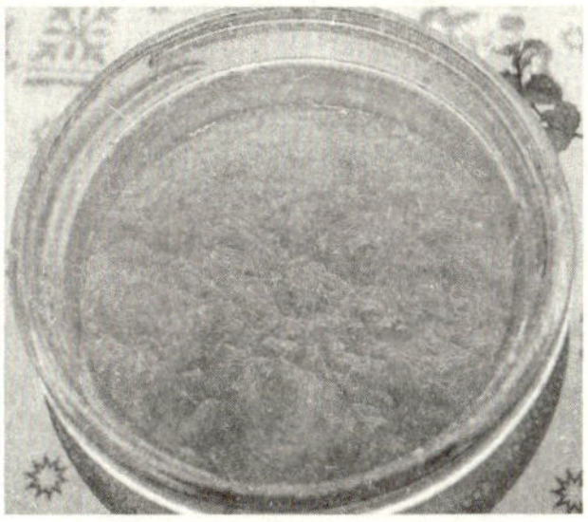

【材料】柚子1个，蜂蜜200克，冰糖250克。

【做法】①柚子洗净，表皮放冷水中浸泡，换几次水后切丝，果肉掰开弄散。②将柚子肉和皮全部倒入锅中，加少许水和冰糖一边煮一边搅拌，熬到水分成黏稠状即可熄火放冷。③在放冷后的柚子茶中加入蜂蜜，搅匀，装入瓶中封好，放冰箱7天后可吃。

乌骨鸡

乌骨鸡为我国特有品种，原产于江西泰和。乌骨鸡与普通鸡的形态基本相同，有白羽、黑羽之分，但乌骨鸡为黑皮、黑肉、黑骨。乌骨鸡肉质十分细嫩，味道鲜美爽口，含有丰富的蛋白质、黑色素、多种维生素和微量元素等物质，营养价值极高，并具有一定的医疗保健作用，是难得的滋补佳品。

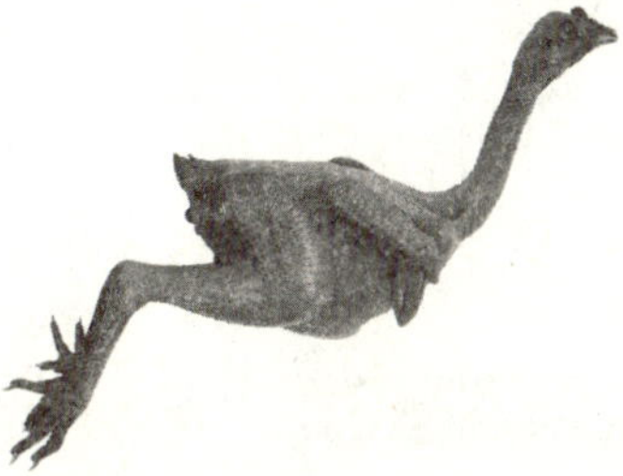

【保健功效】

◆ 抗衰抗癌　乌骨鸡含有大量的维生素A、微量元素硒和黑色素，它们具有清除体内自由基，抑制过氧化脂质形成，抗衰老和抑制癌细胞生长的功效。

◆ 调治妇科疾病　乌骨鸡含有大量铁元素，具有滋阴补血、健脾固冲的作用，可有效治疗女性月经不调、缺铁性贫血等症。《本草纲目》认为“（乌骨鸡）益产妇，治妇人崩中带下”。

◆ 养身防病　乌骨鸡含大量蛋白质，多种维生素以及硒、铁、铜、锰等微量元素，而胆固醇含量极低，是高蛋白、低脂肪的滋补佳品。近年研究还证明，乌骨鸡含有的 DHA 和 EPA 物质还可以提高儿童智力，防止老年性痴呆症，预防脑血栓和心肌梗死。

◆ 提高免疫力　乌骨鸡含有人体不可缺少的多种维生素、赖氨酸、蛋氨酸和组氨酸等，经常食用可以有效调节生理机能，提高人体免疫力。

【中医理论】

中医认为，乌骨鸡具有养阴退热、补益肝肾等功效，入药能治一切虚证，如头晕目眩、病后虚弱、体质瘦弱、骨蒸潮热、腰腿疼痛、脾虚腹泻、月经不调和遗精等症。

【食法宜忌】

宜

◆ 乌骨鸡中的维生素 E 含量较多，若搭配富含 B 族维生素的食物食用，可以增进体力。

◆ 乌鸡连骨熬汤滋补效果更好。

保健药膳

鲜奶银耳乌鸡汤

【材料】乌骨鸡 1 只，猪瘦肉 250 克，银耳 19 克，百合 38 克，鲜奶 1 杯，姜片、盐 4 克，冷水 2000 毫升。

【做法】①银耳用水浸泡 20 分钟，清洗干净；百合洗净；乌骨鸡宰杀后去毛、内脏，汆烫后再冲洗干净；猪瘦肉洗净。②烧滚适量水，下乌骨鸡、猪瘦肉、银耳、百合和姜片，水沸后改文火煲约 2 小时，倒入鲜奶拌匀，续煮 5 分钟，下盐调味即成。

牛 肉

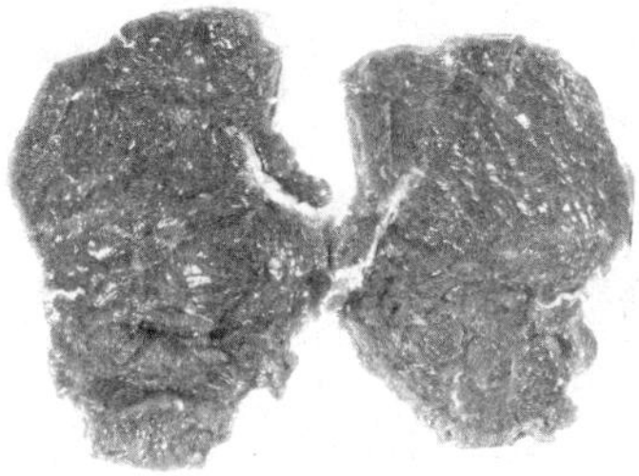

牛肉　为牛科动物黄牛或水牛的肉，是常见的一种肉食，也是我国居民的第二大肉类食品，其味道十分鲜美，营养价值非常高，并易于被人体吸收。牛肉含有丰富的蛋白质，肌氨酸含量更是比其他肉类中的含量都高，这使它对增长肌肉、增强力量特别有效。同时，牛肉中脂肪含量很低，营养组成接近人体需要，所以一直以来备受人们的青睐，素有“肉中骄子”的美称。

【保健功效】

◆ 强身健体　牛肉中富含肌氨酸、肉毒碱、丙氨酸、亚油酸和维生素 B_{12}，这些营养物质可以促进新陈代谢，增加肌肉力量，修复机体损伤，从而起到强壮身体的作用。

◆ 增强免疫力　牛肉含有足够的锌、谷氨酸盐和维生素 B_6。维生素 B_6 能够促进蛋白质的新陈代谢和合成；锌、谷氨酸盐与维生素 B_6 共同作用，能增强人体的免疫力。牛肉中的氨基酸组分比猪肉中的组分更接近人体需要，能提高机体抗病能力，对生长发育及手术后、病后调养的人特别适宜。

【中医理论】

中医学认为，牛肉有补中益气、滋养脾胃的作用，寒冬食牛肉，有暖胃作用，为冬季补益佳品。

【食法宜忌】

宜

◆ 牛肉和富含维生素 C 的食物（如绿叶蔬菜）搭配食用，可以更好地促进铁的吸收。

◆ 牛肉的做法比较多，但清炖时营养成分保存得最好。如果加入红枣一同炖食，还有促进伤口愈合和肌肉生长的功效。

忌

◆ 牛肉富含的氨基酸能与碱发生反应，使蛋白质因沉淀变性而失去营养价值，故烹调牛肉忌加碱。

保健药膳

孜然牛肉丝

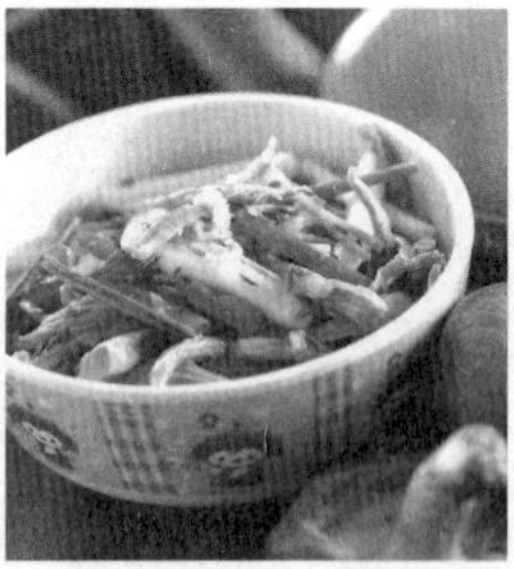

【材料】嫩牛肉250克，葱2棵，熟芝麻30克，孜然50克，姜1小块，花椒粒、干辣椒各适量，料酒30毫升，香油、红油各15毫升，辣椒粉2克，精盐3克，味精2克，白糖少许，植物油50克。

【做法】①葱、姜切末；嫩牛肉洗净，去筋，切丝，用少量料酒、精盐、葱、姜腌15分钟。②炒锅点火倒入植物油烧至五成热，下干辣椒、花椒粒炒香，放入牛肉丝煸炒，下料酒、白糖和少许清水烧开，下其他调料炒匀后，出锅撒上熟芝麻即可。

羊　肉

羊肉　为牛科动物山羊或绵羊的肉，是我国人民喜食的主要肉类之一。羊肉较猪肉而言肉质更加细嫩，且比猪肉和牛肉的脂肪、胆固醇含量都要低，历来就被用作滋补的佳品。冬春季节食用羊肉，可收到进补和防寒的双重效果，因此被人们赞誉为冬季的滋补肉，民间更有“要长寿，吃羊肉”的说法。

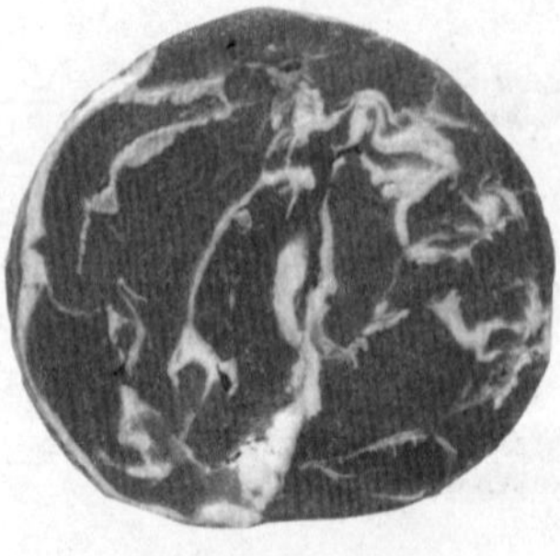

【保健功效】

◆ 抗衰抗癌　科学研究表明，羊肉含有的脂肪酸对辅助治疗皮肤癌、结肠癌以及乳腺癌有明显的效果。

◆ 滋补御寒　羊肉中有丰富的脂肪、维生素、钙、磷、铁等，特别是钙和铁的含量显著地超过了牛肉和猪肉中的含量，是滋补身体的绝好食品。同时，羊肉的脂肪熔点为47℃，而人的正常体温为37℃，所以羊肉的脂肪不会被身体吸收，吃羊肉不易发胖。寒冬常吃羊肉更可促进血液循环，增强御寒能力。

◆ 帮助消化　羊肉肉质细嫩，容易被消化，同时羊肉还可增加消化酶，保护胃壁和肠道，从而有助于食物的消化。

【中医理论】

中医学认为，羊肉性温热，有助元阳、补精血、疗肺虚之功效，适时地多吃羊肉不仅可以去湿气，还能起到补肾壮阳的作用，对阳痿早泄患者很有好处，男士宜经常食用。此外，羊肉对哮喘、气管炎、肺病患者及体质虚寒的人也相当有益。

【食法宜忌】

忌

◆ 因为生羊肉中的酪酸和梭状芽孢杆菌不易被胃肠消化吸收，所以吃涮羊肉时不可为了贪图肉嫩而故意不涮透，否则食后会导致四肢乏力。

◆ 羊肉忌烤焦烧糊，否则不仅肉质老硬，还会产生致癌物质。

◆ 羊肉忌与南瓜、何首乌搭配食用。

◆ 羊肉属大热之品，夏秋季节气候燥热，不宜吃羊肉。

保健药膳

山药羊肉粥

【材料】粳米100克，山药150克，羊肉50克，葱末3克，姜末2克，盐1.5克，胡椒粉1克，冷水适量。

【做法】①粳米洗净，用冷水浸泡半小时。②山药冲洗干净，刮去外皮，切成丁块。③羊肉漂洗干净，放入开水锅内煮至五成熟时捞出，切成丁块。④取锅放入冷水、粳米，先用旺火煮开，然后改用小火熬煮，至粥将成时，加入羊肉块、山药丁、葱末、姜末、盐，待几沸，撒上胡椒粉即可。

猪　肝

猪肝　猪肝是指猪的肝脏。肝脏是动物体内储存养料和解毒的重要器官，含有丰富的营养物质，既可补养身体，也可治病，具有较好的保健效果，是理想的补血佳品之一。

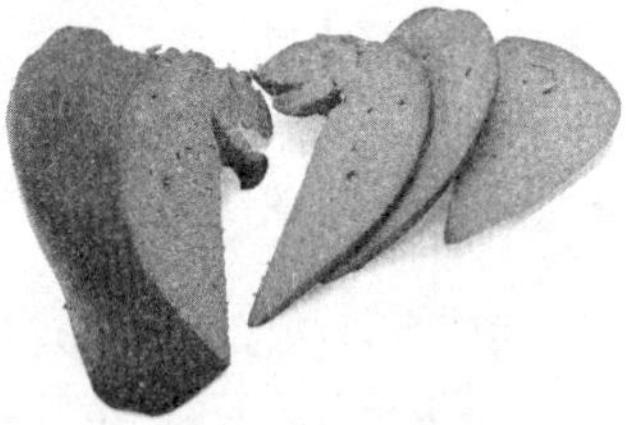

【保健功效】

◆ 抗衰抗癌　肝中具有一般肉类食品不含或含量极低的维生素 C 和微量元素硒，可增强人体的免疫功能，能抗氧化，防衰老，抑制癌细胞的产生。

◆ 补铁补血　肝是补血食品中最常用的食物，尤其是猪肝，其营养含量是猪肉中含量的十多倍，食用猪肝可调节和改善贫血病人造血机制。

【中医理论】

中医学认为，猪肝味甘、苦，性温，入肝经，对肝脏、眼睛很有好处。

【食法宜忌】

宜

◆ 肝是动物体内的解毒器官，所以烹调时间不能太短，至少要在旺火中炒 5 分钟以上，使肝完全变成灰褐色，看不到血丝才好。

◆ 买回的鲜猪肝要放在自来水龙头下冲 10 分钟，然后放在清水中浸泡 30 分钟，再用清水冲洗一遍才能烹调。

忌

◆ 猪肝不宜和菠菜一同烹制。

◆ 不宜与维生素 C、抗凝血药物、左旋多巴、优降灵和苯乙肼等药物同食。

保健药膳

枸杞猪肝瘦肉汤

【材料】猪肝、猪瘦肉各 50 克，枸杞叶、梗共 30 克，酱油、盐各适量，冷水适量。

【做法】①猪肝洗净，切片；猪瘦肉洗净，切片，用酱油、盐腌 10 分钟；枸杞叶洗净；枸杞梗折短（或扎成两小扎），洗净。②把枸杞梗放入锅内，加冷水适量，小火煲至枸杞梗出味，捞起不要。放入枸杞叶煮沸，再投入猪肝、猪瘦肉煮至熟，调味即可。

甲　鱼

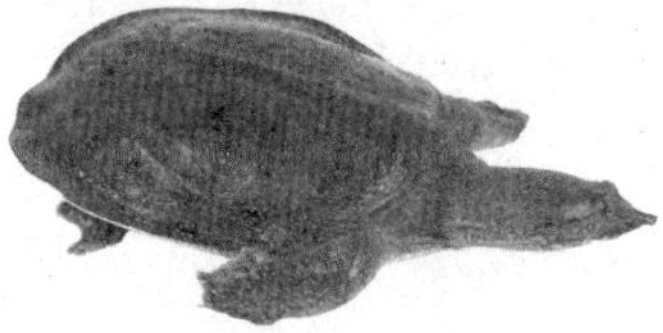

甲鱼全国各地均有出产，以洞庭湖区的甲鱼品质最佳。甲鱼肉中含有丰富的氨基酸、维生素、微量元素、多肽和一般食物中少有的蛋氨酸，营养价值极高，是一种高蛋白、低脂肪的珍贵补品。此外，甲鱼肉质细腻、肥腴鲜美，糅合鸡、鹿、牛、羊、猪五种肉的滋味，因此又有“五味肉”之美称。

【保健功效】

◆ 防癌抗癌　现代医学研究发现，甲鱼肉及其提取物能有效地防治肝癌、胃癌和急性淋巴性白血病，并可用于防治因放疗或化疗引起的身体虚弱、贫血、白细胞减少等症状。

◆ 净血除脂　甲鱼有较好的净血作用，常食可降低血胆固醇含量，对高血压、冠心病患者有益。

◆ 退热滋补　甲鱼含人体所需的多种维生素、氨基酸、微量元素等，是高蛋白、低脂肪的珍贵滋补食品，在夏季食用尤有清润滋补的功能。

【中医理论】

中医认为甲鱼肉味甘、咸，性平，有滋阴凉血、消热除疟、消肿去瘀、益气补虚、丰肌亮肤等功效，可治疗咳嗽、盗汗、肾亏、闭经等症。

【食法宜忌】

忌

◆ 甲鱼富含蛋白质和动物胶质，不容易消化吸收。如果一次吃得太多，容易败胃，影响消化功能。

◆ 甲鱼不宜与鸡蛋、兔肉、猪肉、鸡肉、鸭肉及苋菜同吃，否则很容易导致食物中毒。

◆ 生甲鱼血或胆汁配酒会使饮用者中毒或罹患严重的贫血症。

◆ 死甲鱼严禁食用。

保健药膳

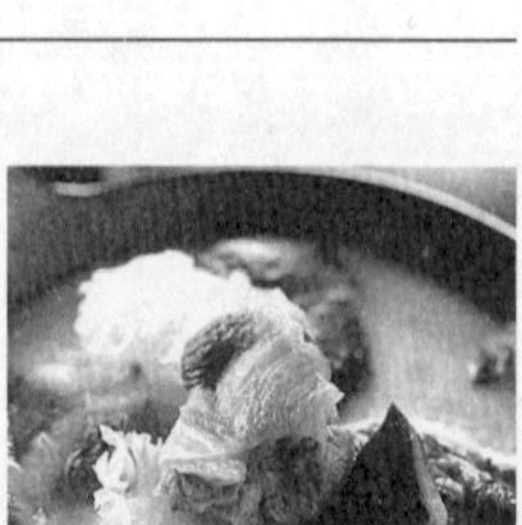

银耳甲鱼汤

【材料】甲鱼1只，银耳50克，料酒、姜、葱、盐、味精、胡椒粉、香油各少许。

【做法】①将甲鱼宰杀后，去头、尾、内脏及爪。②将银耳用温水发透，去蒂头，撕成瓣；

姜切片，葱切段。③将甲鱼和银耳同放炖锅内，加入料酒、姜、葱、水共2800毫升，用旺火烧沸。④再用小火煮35分钟，加入盐、味精、胡椒粉、香油调味即成。

海 参

海参因补益功效强，类似人参而得名，在我国渤海、黄海、福建沿海的浅海海底均有生长。海参肉质细嫩、富有弹性、鲜美爽口，营养十分丰富，是典型的高蛋白、低脂肪、低胆固醇的食疗佳品，保健价值极高，列海产“八珍”之首，与燕窝、鲍鱼、鱼翅齐名。

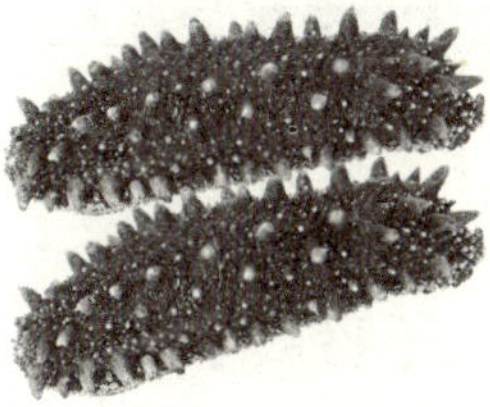

【保健功效】

◆ 防癌抗癌　海参中富含微量元素硒和其他抗癌物质，对癌细胞的生长、转移具有显著抑制作用，在临床上已广泛应用于各种癌症的辅助治疗及术后的食疗。

◆ 保护血管　海参中富含尼克酸，它能够有效降低血压、血脂和胆固醇，减缓冠状动脉硬化、降低心肌梗死等症的发病率，具有预防高血压、心脑血管疾病的作用。

◆ 补血壮骨　海参中富含微量元素铁，对贫血患者十分有益。此外，海参还富含微量元素钙和磷，经常食用海参可预防小儿软骨病、佝偻病、老年性骨折及骨质疏松症等，有壮骨强身之效。

【中医理论】

中医学认为，海参味甘、咸，性温，具有补肾益精、壮阳疗痿、润燥通便的作用，凡眩晕耳鸣、腰酸乏力、梦遗滑精、小便频繁的患者，都可用海参滋补食疗。

【食法宜忌】

忌

◆ 泡发海参时，切莫沾染油脂、碱、盐，否则会妨碍海参吸水膨胀，甚至会使海参溶化或腐烂变质。

◆ 发好的海参不能再冷冻，因而一次不宜发得太多。

◆ 海参不宜与甘草同食。

◆ 凉拌海参时不宜放醋。

保健药膳

黄鱼海参羹

【材料】水发海参 80 克，大黄鱼肉 100 克，火腿 10 克，鸡蛋 2 只，料酒 6 克，盐 3 克，大油、沙拉油各 15 克，葱末 3 克，湿淀粉 10 克，味精、胡椒粉各 1 克，高汤 300 克。

【做法】①大黄鱼肉及水发海参切成小方厚片，火腿切末，放入蒸锅内蒸熟。②鸡蛋打入碗中，搅拌均匀。③热锅放入沙拉油，烧至五成热时，放入葱末爆香，随即加入料酒、高汤、海参片、黄鱼片及胡椒粉，烧沸后放入盐、味精略煮，缓缓倒入鸡蛋，待各食材熟透时倒入湿淀粉勾稀芡，离火，倒入碗中，淋上大油，撒上火腿末，即可食用。

海 带

海带为褐藻类海带科植物，富含膳食纤维和微量元素碘等营养物质。其食疗价值很高，尤其在预防中老年疾病方面效果突出。因此，海带也有“长寿菜”的美誉。

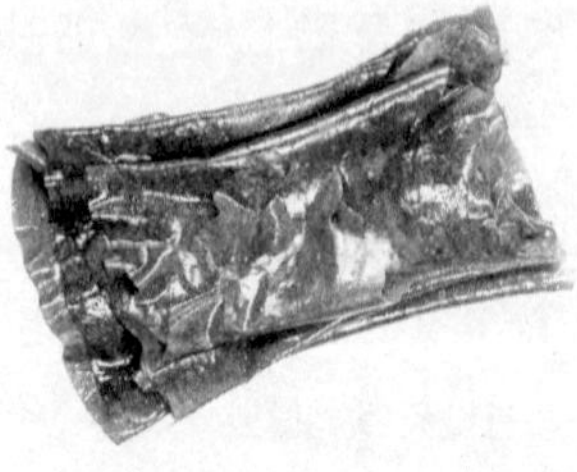

【保健功效】

◆ 排毒防癌　海带富含膳食纤维，可以促进有毒或致癌物质的排出，保持肠道健康。同时，海带中还含有一种海藻酸钠的化合物，它与强致癌化学元素锶的亲和力很强，可以帮助机体组织在吸收锶后，将其排出体外，预防癌症的发生。

◆ 保护血管　海带中的多种微量元素可以软化血管，增加血液流动性。同时，海带中富含的膳食纤维可以降低胆固醇，并促进排出导致血压升高的微量元素钠。经常食用海带可有效预防心脑血管疾病。

【中医理论】

中医视海带为良药，海带性咸，味寒，具有软坚散结、消痰平喘、通行利水、去脂降压等功效，可治疗痈疽、宿食不消、小便不畅、咳喘、水肿、高血压等症。

【食法宜忌】

宜

◆ 烹制海带前应先用清水浸泡 2~3 个小时，中间换 1~2 次水。同时不要除去附着在海带上的“白霜”，这些“白霜”对人体十分有益。

忌

◆ 海带泡发时间最多不要超过 6 小时，以免水溶性的营养物质损失过多。吃海带后不宜马上喝茶，也不宜立刻食用酸涩的水果。

◆ 海带不宜食用过多，以免造成高碘性甲状腺肿大。

【食法宜忌】

海带鱼头汤

【材料】海带 200 克，鱼头 1 个，料酒、姜、葱、盐、味精、胡椒粉、香油各少许，冷水适量。

【做法】① 将海带用清水浸泡，洗去泥沙，切成细丝；姜切片，葱切段。②将鱼头去鳃，剁成小块。③将海带、料酒、鱼头、姜、葱一同放入炖锅内，加水适量，用旺火烧沸。④改小火炖煮35分钟，加入盐、味精、胡椒粉、香油调味即成。

紫　菜

紫菜是生长在浅海岩礁上的一种红藻植物。主要用来煲汤或涮火锅，是一种深受大众喜爱的食品。紫菜不仅味道鲜美，而且含有大量的膳食纤维、多种维生素和微量元素，尤其是碘的含量很高，历来用于治疗因缺碘而引起的甲状腺肿大。由于紫菜的营养价值和药用价值都很高，所以又被称为“神仙菜”。

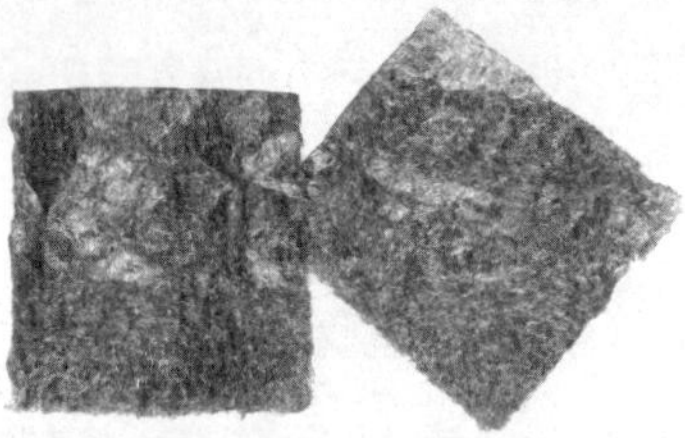

【保健功效】

◆ 排毒抗癌　紫菜成分的1/3是膳食纤维，它可以保持肠道健康，加快体内有毒物质排泄，尤其有利于预防大肠癌。紫菜富含的维生素C具有抗氧化、提高免疫力等功效，并有防癌、抗癌效果。

◆ 预防心脑血管疾病　紫菜中的微量元素与磷脂可以软化血管，加快血液流动。同时，紫菜中富含的膳食纤维可以降低胆固醇，并促进排出导致血压升高的微量元素钠。经常食用紫菜可有效预防心脑血管疾病。

【中医理论】

中医学认为，紫菜味甘、咸，性凉，具有软坚、化痰、清热、利尿、补肾、养心等功能。常食紫菜可防衰老，防贫血，治疗夜盲症，降低胆固醇。

【食法宜忌】

宜

◆碘难溶于水，烹饪紫菜时宜采用油炸或油炒的方法，可以提高营养成分的吸收率。

忌

◆紫菜每次不宜食用太多，干品每次以15克左右为宜，以免引起腹胀、腹痛。

保健药膳

豆苗紫菜虾仁汤

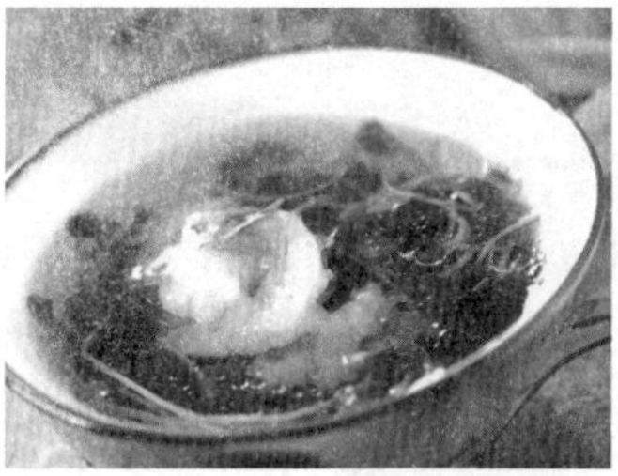

【材料】紫菜、虾仁各适量，豌豆苗50克，盐、酱油、味精、香油各适量。

【做法】①豌豆苗去根洗净，切成段。②炒锅置火上，倒入清水，加酱油和盐煮开，然后将紫菜、虾仁放入汤中，再开锅时，撒入豌豆苗，加香油、味精调味即可。

黑木耳

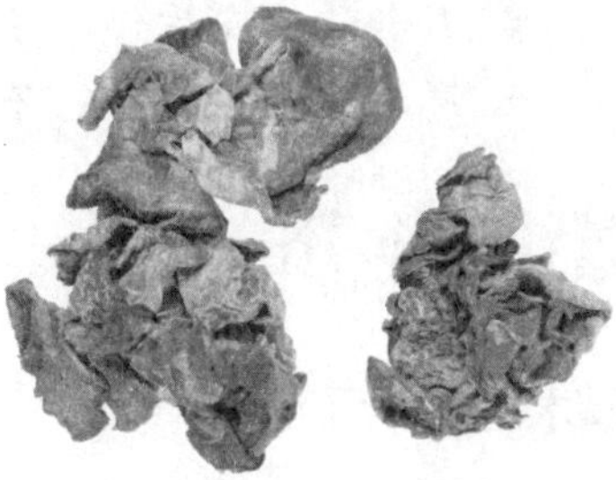

黑木耳是生长在朽木上的一种胶质食用菌，主要分布在温带和亚热带地区，因其颜色淡褐，形似人耳而得名。其种类很多，目前人工栽培的主要有光木耳和毛木耳。光木耳呈黑褐色，质地滑嫩鲜脆，口感好；毛木耳呈黑色，质地粗韧，硬脆耐嚼。黑木耳脆嫩可口、味道鲜美，营养极为丰富，并具有很高的医疗保健价值，有“素中之荤”的美誉，曾是古代帝王独享之佳品。

【保健功效】

◆ 防癌抗癌　黑木耳中含有木糖、葡萄糖醛酸、甘露糖、葡萄糖和岩藻糖等物质，它们可以增强机体免疫力，降低癌细胞的活性。

◆ 防治心脑血管疾病　黑木耳中含有的一种类核酸物质，可以降低血中的胆固醇和三酰甘油含量，并具有抗血小板凝聚，阻止血液中胆固醇沉积的作用；黑木耳中含有的植物胶质还能减少血凝块。常食黑木耳可收到防治动脉粥样硬化、冠心病等心脑血管疾病的效果。

◆ 清肠排异物　黑木耳中的胶质可吸附残留在人体消化系统内的灰尘、杂质并将其排出体外，从而起到清胃涤肠的作用。

【中医理论】

中医学认为，黑木耳性味甘平，有滋润强壮、清肺益气、凉血补血、活血化瘀、镇静止痛等功效，可调治贫血、便血、尿血、便秘、产后虚弱、腰腿疼痛、手足抽筋麻木等症。

【食法宜忌】

宜

◆ 干黑木耳在烹调前应用洁净的温水泡发。

◆ 黑木耳富含维生素 D，如果搭配富含钙质的食物，可以有效促进人体对钙的吸收。

忌

◆ 黑木耳泡发后仍然紧缩在一起的部分不宜食用。

◆ 鲜木耳含有毒素，不可食用。

保健药膳

黑木耳炒牛百叶

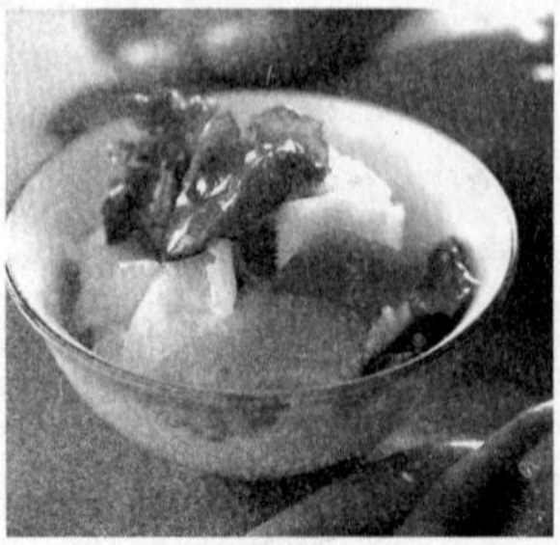

【材料】黑木耳 250 克，牛百叶 150 克，红、绿尖椒各适量，精盐 5 克，味精 1 克，料酒 15 克，姜、葱各 4 克，湿淀粉、植物油适量。

【做法】①将黑木耳用温水发透，去杂质，撕成瓣状；牛百叶切块；红、绿尖椒去子后切成块；姜切片、葱切段待用。②用沸水将木耳和红、绿尖椒焯一下，捞起。③锅内放少许植物油，加姜片炒香，下入全部原料及调料炒 2 分钟，撒味精，用淀粉勾薄芡即可。

银 耳

早在 3000 多年前，我国人民就开始食用银耳，公元 6 世纪初，陶弘景在《名医别录》一书中论述了银耳的药用功效。银耳是一种珍贵的野生菌类，生长在深山峡谷、森林茂密的地方。这种野生天然银耳产量极低，但营养价值极高，具有防病健身、延年益寿的保健功效，被推崇为“长生不老药”。目前我国南方地区多有人工栽培。银耳已成为大众滋补食品。

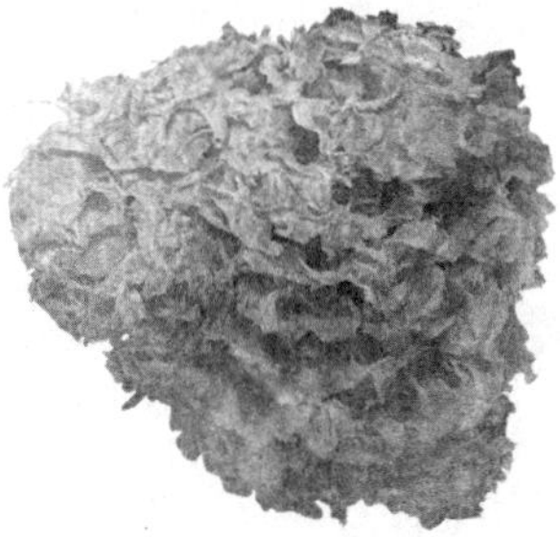

【保健功效】

◆ 抗肿瘤　银耳中富含的硒元素，可以提高人体对肿瘤的抵抗力，还能增强肿瘤患者对放疗、化疗的耐受力。

◆ 提高免疫力　银耳中的酸性多糖类化合物，能有效地增强机体对外来致病菌的抑制和杀伤能力，提高免疫力。

◆ 祛斑美容　银耳中富含天然植物性胶质，结合其本身所具有的滋阴作用，长期食用可达润肤之效，还能祛除脸部黄褐斑、雀斑，是女性食补美容的佳品。

【中医理论】

中医学认为，银耳味甘，性平，无毒，能强精、补肾、滋阴、润肺、养胃、生津、止咳、清热、润肠、益气、和血、强心、补脑，可治疗气管炎、心脑血管病、糖尿病等多种疾病。

【食法宜忌】

宜

◆ 银耳泡发后应去掉未发开的部分，特别是那些呈淡黄色的硬块。

◆ 烧煮时，应将银耳煮至浓稠状，可以大大减少，甚至完全消除银耳中残留的二氧化硫。

忌

◆ 变质的银耳不可食用，以免发生食物中毒。

保健药膳

银耳绿豆粥

【材料】银耳15克，绿豆100克，西瓜半个，蜜桃1个，冰糖30克，冷水适量。

【做法】①绿豆洗净，用冷水浸泡3小时；银耳用冷水浸泡回软，择洗净。②西瓜去皮、子，切块；蜜桃去核，切瓣。③取锅加入适量冷水和泡好的绿豆，上旺火烧沸，转小火慢煮40分钟，再下入银耳及冰糖，搅匀煮约20分钟，下入西瓜块和蜜桃瓣，煮3分钟离火。④粥自然冷却后，装入碗中，用保鲜膜密封，放入冰箱，冷冻20分钟即可食用。

豆豉

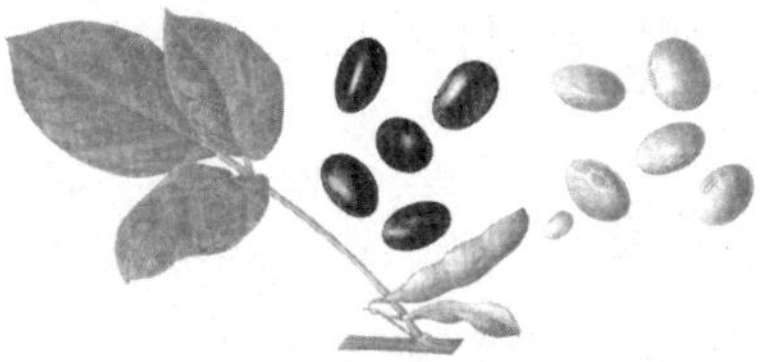

豆豉　为我国的传统食品，原名“幽菽”。以黑豆或黄豆做原料，洗净、蒸煮、冷却后，放入缸中发酵、盐渍，最后晒干而成，按加盐与否分为咸、淡两种。豆豉有特殊的香气，不仅能烹调蔬菜、红烧鱼肉，也能单独炒食或蒸食，还可用开水泡出汁代替酱油，是人们日常生活中不可缺少的调味品。据现代营养学研究证明，豆豉的营养功效几乎与牛肉相当，经常食用对人体健康非常有利，因此被称为“调味之王”。

【保健功效】

◆ 防癌抗癌　豆豉中微量元素钼的含量是小麦的50倍，硒的含量比高硒食物大蒜、洋葱中含量还高，而钼和硒都具有极强的抗癌作用。

◆ 预防心血管疾病　医学研究表明，心血管疾病的发生与患者体内的微量元素钴长期缺乏有关，而豆豉中钴的含量是小麦中含量的40倍，能够有效预防冠心病等症。

◆ 控制血糖　豆豉中的氨基酸衍生物可以阻止小肠内的一部分酶发挥作用，抑制人体吸收糖分，从而降低血糖含量。

【中医理论】

中医学认为，豆豉具有解表清热、透疹解毒之功效，适用于风热头痛、胸闷呕吐、痰多虚烦、消化不良、记忆力减退和醉酒等症。《本草纲目》中记载：“（豆豉）得葱则发汗，得盐则能吐，得酒则治风，得蒜则止血，炒熟则又能止汗。”

【食法宜忌】

忌

◆ 每次以 40 克左右为宜，过多食用会导致舌干口渴。

保健药膳

豆豉草鱼

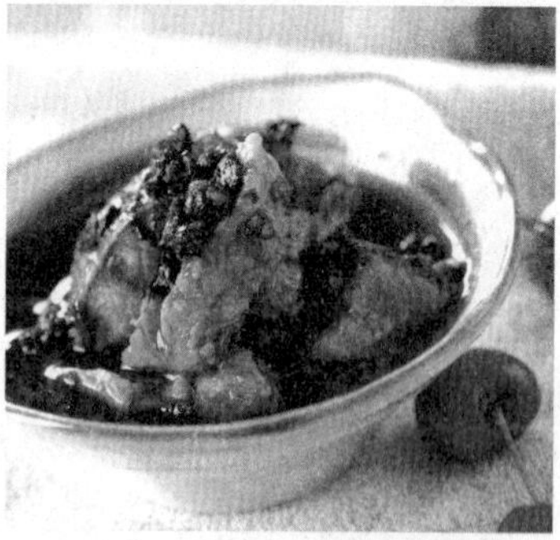

【材料】草鱼 400 克，盐 5 克，味精 2 克，淡豆豉 25 克，胡椒粉、香油各 1 克，老抽 5 毫升，葱段 10 克，蒜末、姜末各 5 克，红辣椒 50 克，干淀粉 100 克，鲜汤 200 克，马蹄粉 7 克，花生油 80 克。

【做法】①草鱼切段，用盐、胡椒粉、香油拌匀，拍上干淀粉。②炒锅中加入花生油上火，烧热后下草鱼，炸至身硬，去油，随即放入蒜末、姜末、淡豆豉、红辣椒末、葱段炒匀，再放入鲜汤、味精，放入湿马蹄粉勾芡即成。

香 菜

香菜　由汉代张骞于公元前 119 年引入我国。香菜因其嫩茎和鲜叶均具有一种特殊的香味而得名。香菜中胡萝卜素的含量为番茄、黄瓜、茄子、菜豆的十倍以上，钙、铁的含量也高过许多蔬菜。它不仅营养丰富，而且还可以防治多种疾病，是公认的 10 种最有益健康的蔬菜之一。

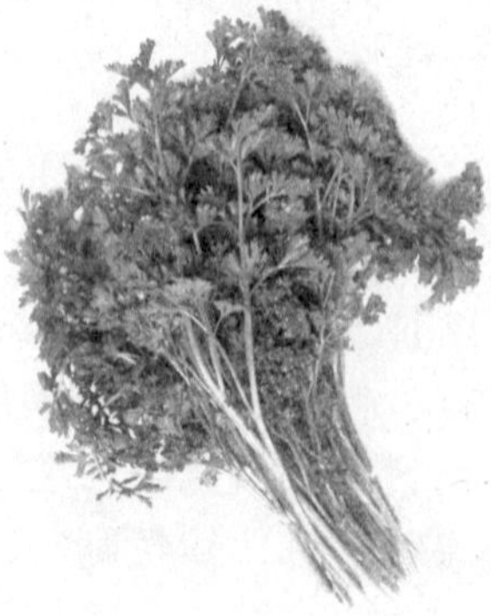

【保健功效】

◆ 保护血管　香菜中丰富的维生素C和钾等物质具有降血脂，扩张血管，增加冠脉血流量，降低血压和胆固醇，软化血管等作用，对预防动脉粥样硬化和其他心脑血管疾病有一定效果。

◆ 提高免疫力　香菜含有大量的胡萝卜素，它能够有效保护眼、呼吸道、泌尿道及胃肠道黏膜，防止细菌和病毒的感染，从而提高人体的免疫能力。

【中医理论】

中医学认为，香菜辛温香窜，内通心脾，外达四肢，辟一切不正之气，为温中健胃养生食品。日常食之，有祛风解毒、消食下气、润肠利尿、醒脾调中、壮阳助肾等功效，可用来治疗感冒、风寒头痛、胃弱食滞、麻疹不透等症状。

【食法宜忌】

忌

◆ 腐烂、发黄的香菜不可食用，因其不但没有香气，反而可能会产生毒素。

◆ 服中药白术、苍术、丹皮时，不宜食用香菜。

◆ 服维生素K时不宜食用香菜。

保健药膳

香菜牛肉

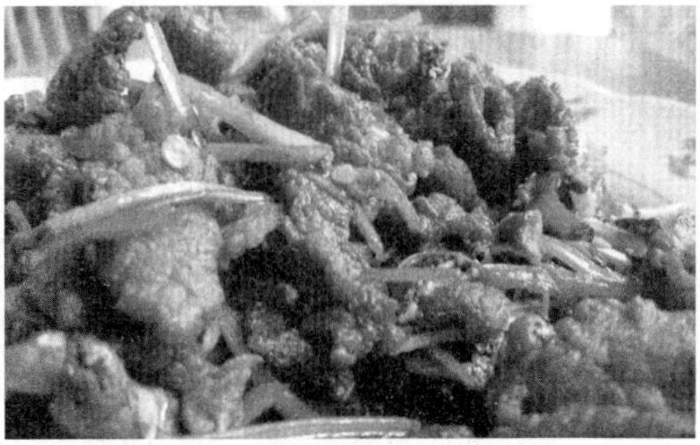

【材料】牛肉350克，香菜100克，尖椒、姜、鸡精、盐、植物油适量，小苏打、白糖、生抽少许。

【做法】①牛肉切薄片，加入小苏打、白糖、盐、生抽、植物油，用手抓捏拌匀，腌制几分钟；香菜切成3段。②锅中多放植物油烧开，将牛肉下锅滑散，先油炸20~30秒钟，加入姜、尖椒、盐后，快速翻炒直到牛肉全部变熟。③加入香菜，炒到香菜熟，加生抽、鸡精即可。

第三章

刮痧治百病

第一节　了解刮痧及其基本原理

刮痧以中医理论为基础，历史悠久，源远流长。明朝时期的郭志邃著有《痧胀玉衡》一书，完整地记录了各类痧证百余种。刮痧通过刮拭经络穴位，改善局部微循环，起到疏通经络、活血化瘀等功效，是防病治病的好方法。

刮痧疗法的历史与发展

刮痧疗法，起于民间，其确切的发明年代及发明人，难以考证。元代医家危亦林在公元1337年较早地记载了这一疗法，他在撰写的《世医得效方》卷二“沙证”（当时用“沙”字而未用“痧”字）一节中说:“沙证，古方不载……所感如伤寒，头痛呕恶，浑身壮热，手足指未微厥，或腹痛闷乱、须臾能杀人”，又说，“心腹绞痛，冷汗出，胀闷欲绝，俗谓搅肠沙，今考之，此证乃名干霍乱，此亦由山岚瘴气，或因饥饱失时、阴阳暴乱而致”。“沙”从这段后来看是指一种病症，具体地说“搅肠沙”就是指心腹绞痛、高热头痛、吐泻不得、烦闷难耐、冷汗自出、手足发凉，能在较短时间内就可以致人死命的霍乱证。很类似于现代医学所说的细菌性食物中毒、沙门氏菌属感染，乃至烈性传染病霍乱、副霍乱等病症。到了明代“沙”字在医书里就都作“痧”字了。

对于“痧证”的治疗，除药物治疗外，在《世医得效方》里提到了3种外治法。

一是“近世只看头额上、胸前两边，有小红点在于皮肤者，用纸捻或大灯草，微蘸香油，灯上点烧，于红点上，峻爆者是”。其是说痧证病人，往往在头额和胸胁出现散在的小出血点或小充血点（这应该就是把这些证候叫作痧证的原因），用纸捻或大个的灯草蘸上少量香油点燃，然后用火头直接淬到痧点上，火头爆出一声响即熄灭，再点燃去淬烧其他痧点。这就是后世所说的“淬痧法”。

二是“如腹痛不止，又用针于两下十指近甲，稍针出血即愈”“两足坠痛、亦名水沙，可于两脚屈膝内两筋两骨，间刺出血愈，名委中穴”。是说痧证腹痛不止的，可以在十指尖放血，两腿沉重疼痛的，可以在委中穴处放血。这就是后世所说的“放痧法”，也叫刺血疗法或放血疗法。

三是“又法治沙证，但用苎麻蘸水，于颈项两肘臂两膝腕等处戛掠，见得血凝皮肤中，红点如粟粒状，然后盖复衣被，吃少粥汤或葱豉汤，或清油个葱茶，得汗即愈”“此皆使皮肤腠理开发松利，诚不药之良法也”。其是说治痧证，可以用苎麻纤维团，蘸水在颈项、肘臂、膝腕等部位进行“戛掠”。唐朝人李周翰注说：“戛，历刮也。”可见“戛掠”就是刮掠，直到刮出皮下出血凝结成像米粒样的红点为上，然后通过盖衣被保暖，喝粥、汤、茶等发汗，使汗孔张开、痧毒外泄。这就是后来所说的“刮痧法”。

从痧证的病因病机和症状来看，《痧胀玉衡》认为：“痧胀（因痧证有遍身肿胀、疼痛难忍的症状，故郭氏也称其为痧胀）或因秽气所触，或因暑气所感，或动时行不正之气，或乘伏寒伏热过时而来，总不外于外伤风热，故肌表必实，实则热毒之气既胀于胸腹肠胃之中，若更用热饮用热气，适助其肿胀，元从而泄。故犯此者，有立时胀死之害。”“痧证先吐泻而心腹绞痛者，从秽气痧发者多；先心腹绞痛而吐泻者，从暑气痧发者多；心胸昏闷，痰涎胶结，从伤暑伏热痧发者多；遍身肿胀，疼痛难忍，四肢不举，舌强不言，从寒气冰伏，过时郁为火毒而发痧者多”。可见这里所说的“痧”，是指人体感受风寒暑湿燥火、疫气、秽浊之气后，毒邪内郁外发所造成的多种证候，主要可以包括现代医学所说的病毒或细菌所引起的多种传染性疾病和感染性疾病。除前面提到的细菌性食物中毒、沙门氏菌属感染、霍乱、副霍乱外，像病毒性感冒、细菌性痢疾、伤寒、副伤寒、斑疹伤寒、猩红热、败血症、白喉、流行性出血热、流脑、乙脑等，还有气候因素所导致的疾病如小暑，以及误吸毒气，秽气所造成的肺水肿、晕厥等，都可以归属痧证的范畴。

这些疾病在其病程中，由于病毒的侵害、细菌毒素或毒物毒性的作用，大多可见到黏膜、肌肤之下呈现出血点或充血点，状如沙粒，或散在，或密集，或聚积成片，或融合成斑块，因此中医就以“痧”字来命名这些病症，并统称“痧证”，还把这些毒素叫“痧毒”。由于痧证是包含了许多疾病的一个统称，所以根据不同疾病的不同症状表现，在《痧胀玉衡》及其后的一些医书中，就有了许多痧证名称，象暑痧、瘟痧、斑痧、乌痧、丹痧、疫痧、烂喉痧、抽筋痧、吊脚痧等。只不过随着科学和医学的发展，人们对疾病的认识和辨别更加精确，像“痧证”这样笼统的、包括范围很广的病症名称，才渐渐淘汰不用了。但治疗痧证的一些外治法，如淬痧法、放痧法、刮痧法等，却被保留了下来。

痧证是很重的病症，并不是单靠上述外治法就都可以治愈的，关于在什么情况下使用这些外治法，《痧胀玉衡》说：“痧在肌肤者，刮之而愈；痧在血肉者，放之而愈”“凡气分有痧，宜用刮；血分有痧，宜用放，此不易之法，至脏腑经络有痧，若昏迷不醒等症，非放刮所得治，兼用药疗之，无足怪也。”也就是说，刮痧疗法适用于痧证初起，痧毒表浅，在肌肤、气分的病症，而放痧疗法则适用于痧毒在血肉、血分的病症。若痧毒深入脏腑，就必须靠药物来治疗了。

刮痧、放痧的目的，《痧胀玉衡》说得也很清楚，这就是“肌肤痧，用油盐刮之，则痧毒不内攻，血肉痧有青紫筋（主要指肘弯、膝弯部的青紫筋，也叫痧筋），刺之则痧毒有所泄”，也就是说，刮痧、放痧的目的是为了排泄体内的痧毒或说是毒素，使体内毒素能得以外排，从而达到治愈痧证的目的。

刮痧法作为一种简便易行的外治法，或说是物理疗法，以其有立竿见影的疗效，既在民间流传不衰，也被医家广泛重视。明清直至近代，许多医书中都收载了这一方法，而且还有专门的《刮痧疗法》一类的小册子问世。主要用于治疗感冒、发热、中暑、急性胃肠炎、其他传染性疾病和感染性疾病的初起，肩、背、臂肘、腿膝疼痛等一类病症。所用刮具及润滑剂也有发展，刮具用到了瓷器类如瓷勺、瓷碗边、瓷盘边、瓷酒杯；金属类如铜板、铜币、银元、铜勺、铝合金硬币；动植物类如光滑的嫩竹板、小蚌壳、毛发团、棉纱团、麻线团，鹿、牛、羊的角等。润滑剂则用到了香油和其他植物油以及水、白酒等。这都可以看成是对刮痧疗法的继承和发展。

淬痧疗法也流传了下来，被收入了许多医书中。近代曾有人专门对这一方法进行了研究和发掘，并在有关杂志上撰义进行了介绍和推广。

放痧疗法，实际是流传久远的放血疗法在痧证治疗方面的应用。作为在人类医学史上算是最古老的一种疗法，放血疗法在古代也叫

"启脉"法或"刺络"法。远在石器时代华夏先人就学会了使用专门制作的石制放血器具——砭石来治病，随着金属的冶炼和应用，才使用了金属的针具来放血。《痧胀玉衡》将放血疗法用于治痧证，并改名叫"放痧"，除了在十指指尖点刺挤血的方法外，主要突出了在肘弯、腿弯（即肘窝、膝窝）静脉处放血的方法。书中把痧证病程中，在肘窝、腿窝出现的怒张的静脉叫"痧筋"，或呈深青色，或呈紫色，或呈暗红色。并认为痧筋现者，毒入血分者多；乍隐乍现者，毒入营分者多；微现者，毒阻于气分者多；伏而不现者，毒结于血分者多。用三棱针刺痧筋出血，可以达到排泄痧毒的效果。所以民间医生或是医院大夫，在治疗此类痧证时，总是刮痧疗法和放痧疗法并用的。

其实放血疗法并不仅仅局限在治疗痧证，在古代和现代都广泛用于治疗各种外感病和内科、妇科、儿科、外科、五官科等病症。放血的部位也不仅仅局限在十指尖和肘窝腿窝，而是引入了经络俞穴和经外奇穴主治知识、运用了辨证、辨病选穴方法，在所选穴位的部位寻找表浅的或比较隐伏的怒张的静脉或小静脉团。局部严格消毒后，用锋利的三棱针刺破静脉，放出适量的瘀紫的静脉血。当血流将止时，再用火罐拔吸在针孔处，使渗入皮下的瘀血尽皆排出体外。

另外，在按摩手法中，有撮拧提拉等法，即用手指撮捏提患者的皮肉，使局部充血或出现出血点，此法若用于治疗痧证，则叫撮痧法。直到今日，人们仍常用此法治疗头痛、咽痛、实证的胃脘痛等证。

刮痧疗法的作用机理

刮痧是根据中医十二经脉及奇经八脉、遵循"急则治其标"的原则，运用手法强刺激经络，使局部皮肤发红充血，从而起到醒神救逆、解毒祛邪、清热解表、行气止痛、健脾和胃的效用。

刮痧施术于皮部对机体的作用大致可分为两大类，一是预防保健作用，二是治疗作用。

1. 刮痧是如何预防保健的

痧是什么？刮痧时，刮板向下的压力会使微循环障碍部位淤滞的血液从毛细血管壁的间隙渗出于血脉之外，暂留在皮下组织和肌肉组织之间，这些含有体内毒素的离经之血就是我们看到的痧。

刮拭瞬间所出现的痧迅速改变了血管腔内血液的淤滞状态，减轻了血管腔内的压力，使含有营养物质的新鲜血液畅行无阻，也将代谢废物及时带走。局部组织不再受代谢废物淤滞和新鲜营养无法获得之苦，就可维持良好的内循环和生命活力，远离疾病了。

机体在亚健康的未病状态或脏腑器官有病理改变时，相关部位的微循环均会有异常改变。只要出现微循环障碍，无论有无自觉症状，刮痧都可起到保健作用。

刮出之痧颜色逐渐变浅，最后消失，皮肤恢复正常颜色。刮出的痧哪里去了？用现代医学免疫学的理论来分析退痧的现象和过程：痧的消失不是毒素被身体吸收了，而是毒素被身体内具有免疫功能的细胞分解排出体外了。

痧是渗透到血脉之外，存在于组织之间、皮肤之下的离经之血。这些离经之血被身体视为异物，交给具有免疫功能的淋巴细胞及血液中的吞噬细胞来识别、化解，最终通过呼吸、汗液、尿液等途径排出体外。

免疫系统是身体的防卫部队，免疫力低下是身体生病的主要原因之一。而刮痧正可以增强免疫力，经常刮痧，清除痧的过程可以激发免疫系统的功能，使体内免疫细胞得到锻炼，排异能力增强，可以有效、快速清除病理产物，提高机体的应激能力和组织创伤的修复能力。这是刮痧的另一个重要的保健作用，这一点对免疫机能逐渐下降的现代人尤为重要。

2. 刮痧治病的科学机理

早在明代医学家张凤逵的《伤暑全书》中，对于“痧证”这个病的病因、病机、症状都有具体的描述。他认为，毒邪由皮毛而入，可以阻塞人体的脉络，阻塞气血，使气血流通不畅，毒邪由口鼻吸入的时候，就阻塞络脉，使络脉的气血不通。这些毒邪越深，郁积得越厉害，发病就越剧烈，对于这种情况，就必须采取急救的措施，即可以用刮痧放血的办法来治疗。

刮痧疗法就是将刮痧器皿在表皮经络穴位上进行刮治，刮出皮下出血凝结成像米粒样的红点为止，通过这种出痧的方式来排出体内毒素。刮痧后通过发汗使毛孔张开，痧毒（也就是体内毒素）随即排出体外，从而达到预防和治愈疾病、增强体质的目的。

3. 刮痧疗法的六大治疗作用

刮痧的治病作用可表现在以下六个方面。

（1）活血祛瘀。

刮痧可调节肌肉的收缩和舒张，使组织间压力得到调节，以促进刮拭组织周围的血液循环。增加组织的血液流量，从而起到“活血化瘀”“祛瘀生新”的作用。

（2）调整阴阳。

刮痧对内脏功能有明显的调整阴阳平衡的双向作用，如肠蠕动亢进者，在腹部和背部等处使用刮痧手法可使亢进者受到抑制而恢复正常。反之，肠蠕动功能减退者，则可促进其蠕动恢复正常。这说明刮痧可以调整脏腑阴阳的偏盛偏衰，使脏腑阴阳得到平衡，恢复其正常的生理功能。

（3）舒筋通络。

肌肉附着点和筋膜、韧带、关节囊等软组织受损伤后，可发出疼痛信号，通过神经的反射作用，使相关组织处于警觉状态，肌肉的收缩、紧张甚至痉挛便是这一警觉状态的反映，其目的是为了减少肢体活动，从而减轻疼痛，这是人体自然的保护反应。此时，若不及时治疗，或是治疗不彻底，损伤组织可形成不同程度的粘连、纤维化或瘢痕化，以致不断地发出有害的刺激，加重疼痛、压痛和肌肉收缩紧张，继而又可在周围组织引起继发性疼痛病灶，形成新陈代谢障碍，进一步加重“不通则痛”的病理变化。

刮痧是消除疼痛和肌肉紧张、痉挛的有效方法，主要机理有：

一是加强局部循环，使局部组织温度升高，增加组织血液循环；

二是在用刮痧板为工具配用多种手法直接刺激作用下，提高了局部组织的痛阈；

三是经脉的分支为络脉，皮部又可说是络脉的分区，故《素问·皮部论》又说：“凡十二经络脉者，皮之部也”。皮部之经络的关系对诊断、治疗疾病有重要意义。《素问·皮部论》：“皮者脉之部也，邪客于皮则腠理开，开则邪客于络脉，络脉满则注于经脉，经脉满则舍于府藏也”。这是指出病邪由外入内，经皮部积聚于经脉之中。通过用刮痧板为工具配用多种手法刺激皮部，刺激通过皮部传导到深部静脉之中，从而解除深部肌肉的紧张痉挛，以消除疼痛。

（4）信息调整。

人体的各个脏器都有其特定的生物信息（各脏器的固有频率及生物电等），当脏器发生病变时有关的生物信息也会随之发生变化，而脏器生物信息的改变可影响整个脏器系统乃至全身的机能平衡。

刮痧可以产生各种刺激或各种能量，并传递的形式作用于体表的特定部位，产生一定的生物信息，通过信息传递系统输入到相关脏器，对失常的生物信息加以调整，从而起到对病变脏器的调整作用。这是刮痧治病和保健的依据之一。

（5）排出毒素。

刮痧过程（用刮法使皮肤出痧）可使局部组织形成高度充血，血管神经受到刺激使血管扩张，血液及淋巴液流动增快，吞噬作用及清除力量加强，使体内包含毒素和废物的离经之血加速排出，组织细胞进一步得到营养，从而使血液得到净化，全身抵抗力得到增强，达到减轻病势，促进康复的目的。

（6）行气活血。

气血通过经络系统的传输对人体起着濡养、温煦等作用。刮痧作用于肌表，使经络通畅，气血通达，则瘀血化散，凝滞固塞得以崩解消除，全身气血通达无碍，局部疼痛得以减轻或消失。

现代医学认为，刮痧可使局部皮肤充血，毛细血管扩张，血液循环加快；另外，刮痧的刺激可通过神经－内分泌调节系统改变血管舒、缩功能和血管壁的通透性，增强局部血液供应而改善全身血液循环。刮痧出痧的过程是一种血管扩张渐至毛细血管破裂，血流外溢，皮下局部形成瘀血斑的现象，血凝块（出痧）不久即能溃散，起到自体溶血作用，这时候便形成一种新的刺激素，能加强局部的新陈代谢，有消炎的作用。

自家溶血是一个延缓的良性弱刺激过程，不但可以刺激免疫机能，使其得到调整，还可以通过向心性神经作用于大脑皮质，继续起到调节大脑的兴奋与抑制过程和内分泌系统的平衡。

刮痧是适合现代人体质特点的养生绝技

“因瘀致虚”是现代人的体质特点。现代人常常摄入过量肥甘油腻的食物而使肠胃负担过重，加之生活不规律，工作压力大，用脑过度，体力活动少，睡眠不足等，身体很容易出现疲劳、内分泌紊乱、代谢紊乱，使体内环境代谢废物积聚过多淤滞脉络而阻碍气血运行，导致微循环障碍。久而久之不仅影响人体健康，甚至可诱发疾病。刮痧可以快速排毒解毒，改善微循环，活血化瘀，增强免疫调节功能，清洁体内环境，是适合现代人体质特点的养生绝技。

1. 快速排毒解毒，预防各种慢性病

体内毒素引起的症状或疾病：机体各种亚健康症状以及高脂血症、糖尿病、心脑血管疾病、乳腺增生、痛经、肠胃病、骨关节疼痛、免疫功能异常、炎症等。

在体内毒素积聚的部位刮痧就会有痧出现。刮拭出痧可将含有内毒素的血液以痧的形式排出血管之外。出痧还有消炎杀菌的作用。与药物不同，刮痧的消炎杀菌作用是通过调整机体气血运行，改善微循环，增强淋巴细胞、白细胞的吞噬能力，促使体内废物、毒素加速排泄，以自身新陈代谢能力和调节能力增强而消炎杀菌的。

2. 快速清洁体内环境，抗衰美容

内环境污染引起的症状或疾病：面色晦暗、口渴、口臭、便秘、尿黄、急躁易怒、食欲减退或头晕、疲劳、失眠健忘等各种症状。

刮痧使皮肤汗孔开泄并出痧，可直接快速地排出血液中的代谢产物，推动经络气血的运行，促进新陈代谢，改善微循环，清洁、净化肌肤和脏腑内环境。刮拭躯干四肢部位经穴和全息穴区，可以调理脏腑，恢复和增强机体自身的排泄功能，通过利尿、通便、发汗等途径，及时排泄代谢产物。

3. 增强免疫调节功能，提高抗病能力

人体血液、淋巴液和组织间液中有许多具有免疫功能的淋巴细胞及血液中的吞噬细胞，对体内异物（非正常组织、外来组织）有识别和排除的能力，被称为体内的“清道夫”。刮拭所出的痧会很快被它们识别出来并排出体外。经常刮痧，出痧和退痧的过程可以激活机体的免疫细胞，使体内清道夫的排异能力增强，有效、快速清除病理产物。

4. 快速活血化瘀、消除身体疼痛

中医认为，经络气血“不通则痛”，气滞血瘀是引发疼痛性疾病的

重要原因。比如头痛、颈肩腰腿痛、胃肠痉挛性疼痛、神经痛等各种疼痛性疾病。气滞血瘀还可以引起头晕目眩、疲乏无力、气短胸闷、痤疮、黄褐斑、面色萎黄或晦暗等各种亚健康症状。

刮痧疗法的特点是“以通为补”“以泄为补”，而不是从外部向体内补充营养物质。刮拭刺激皮肤，使汗孔开泄，迅速出痧，疏通经脉，活血化瘀，排毒解毒。血脉畅通，气血运行通达五脏六腑，即可以及时为细胞补充氧气和各种营养素。

刮痧是自我诊断治疗和自我美容的妙法

刮痧之所以在民间广泛流传，经久不衰，除了它具有安全速效、好学好用、操作简便的特点以外，还和它能帮助人们自我诊断健康状况，自我防病治病、自我养颜美容分不开。

1. 自我诊断健康状况

刮痧可以根据痧象（出痧的多少，所在的部位，颜色深浅）和刮拭过程中的阳性反应（局部有无疼痛、疼痛轻重、疼痛性质，刮痧时刮板下有无障碍和阻力）诊断对应脏腑器官的健康状况，具有操作简便、超前诊断、诊断和治疗同步进行、无毒副作用等特点。

2. 自我防病治病

气血是构成人体和维持生命活动的基本物质之一。气血运行通畅，人体就能保持健康；气血运行不畅，则组织器官低氧，细胞早衰，影响人体健康。刮痧具有疏通经络，畅达气血，营养细胞等作用，有预防疾病、防衰抗老的效果。

3. 自我养颜美容

刮痧可以活血化瘀，排出体内毒素，清洁净化内环境的作用。刮痧使肌肤局部的毛细血管扩张，局部组织血容量增多，血液循环加快而产生热效应。这种热效应使皮肤新陈代谢活跃，有利于受损组织的修复、更新与功能恢复，从而达到养颜美容，延缓面部皮肤衰老的目的。

第二节　刮痧时必须要做的准备

刮痧前要做好充分的准备，除了要把刮痧的工具准备齐全，还要仔细了解操作步骤。只要方法得当，刮痧疗法不仅能治病，而且还可以起保健作用，是一种操作方便、疗效显著的治疗方法。

刮痧的器具

1. 选择刮痧的工具

刮痧工具包括刮痧板和润滑剂。工具的选择直接关系刮痧治病保健的效果。古代用汤勺、铜钱、嫩竹板等作为刮痧工具，用麻油、水、酒作为润滑剂。这些工具虽然取材方便，能起到一些刮痧治疗作用，但因其简陋、本身无药物治疗作用，均已很少应用。现多选用经过加工的有药物治疗作用并且没有副作用的工具。

刮痧板

刮痧板是刮痧的主要工具。目前各种形状的刮痧板、集多种功能的刮痧梳已相继问世，其中有水牛角制品，也有玉制品和玛瑙制品。水牛角质地坚韧，光滑耐用，药源丰富，加工简便。药性与犀牛角相似，只药力稍逊，常为犀牛角之代用品。水牛角味辛、咸、寒。辛可发散行气、活血润养；咸能软坚润下；寒能清热解毒。因此水牛角具有发散行气，清热解毒，活血化瘀的作用。玉性味甘平，入肺经，润心肺，清肺热。据《本草纲目》介绍：玉具有清音哑，止烦渴，定虚喘，安神明，滋养五脏六腑的作用，是具有清纯之气的良药，可避秽浊之病气。古人常将玉质品佩戴在手腕、颈部及膻中部位，若将玉质刮痧板佩戴在膻中部位，不仅方便使用，通过其对局部的按摩和某些成分的慢性吸收，还可养神宁志，健身祛病。水牛角及玉质刮痧板均有助于行气活血、疏通经络而没有副作用。

刮痧板一般加工为长方形，边缘光滑，四角钝圆，弧度自然。刮板的两长边，一边稍厚，一边稍薄。薄面用于人体平坦部位的治疗刮痧，凹陷的厚面适合于按摩保健刮痧，刮板的角适合于人体凹陷部位刮拭。

水牛角刮板如长时间置于潮湿之地，或浸泡在水里，或长时间暴露在干燥的空气中，容易发生裂纹，影响使用寿命。因此刮毕洗净后应立即擦干，最好放在塑料袋或皮套内保存。玉质板在保存时要避免磕碰。

为避免交叉感染，最好固定专人专板使用。水牛角刮痧板可以使用 1 : 1000 的新洁尔灭、75% 的酒精或者 0.5% 的碘伏擦拭消毒。玛瑙和玉制品的刮痧板，除了擦拭消毒还可以使用高压或者煮沸消毒。

润滑剂

刮痧治疗的润滑剂应为有药物治疗作用的润滑剂，这种润滑剂应由具有清热解毒、活血化瘀、消炎镇痛作用，同时又没有毒副作用的药物及渗透性强、润滑性好的植物油加工而成。药物的治疗作用有助于疏通经络，宣通气血，活血化瘀。植物油有滋润保护皮肤的作用。刮痧时涂以润滑剂不但减轻疼痛，加速病邪外排，还可保护皮肤，预防感染，使刮痧安全有效。比如活血润肤脂和刮痧活血剂两种。

2. 刮痧板什么材质最好

常用的多功能刮痧板主要材料为砭石与水牛角两种，其结构包括面、厚边、薄边和棱角部分。治疗疾病用刮法时多用薄边，保健多用厚边，关节附近穴位和需要点按穴位时多用棱角刮拭。

砭石刮痧板

（1）砭石质感非常细腻、柔和，摩擦皮肤时有很好的皮肤亲和力，受术者感觉非常舒服。

（2）砭石刮痧板刮拭人体皮肤时，可产生丰富的超声波脉冲，每刮拭一次可产生的平均超声波脉冲数可达 3698 次。科学研究表明，超声波有改善人体血液微循环、镇痛、改善心肌的血液供应、增加胃肠蠕动、抑制癌细胞生长、消除体内多余脂肪等作用。

（3）砭石具有极佳的远红外辐射能力，可增强人体细胞的正常机能，提高吞噬细胞的吞噬功能，使杀菌力、免疫力等均有所提高，能改善各种疾病引起的病变，延缓衰老；同时能改善人体血液微循环，从而可防治冠心病、高血压、肿瘤、关节炎、四肢发凉等病症的发生；砭石还能促进新陈代谢，使新陈代谢产生的毒素和废物迅速排出体外，减轻肝脏及肾脏的负担；砭石刮痧还具有能降低血液黏度，防止血栓形成的作用，可减轻胸闷、心悸、头昏、麻木等症状。

水牛角刮痧板

（1）以天然水牛角为材料。水牛角本身是一种中药，味辛、苦、寒，所以水牛角具有清热解毒、凉血、定惊、行气等功效，对人体肌表无毒性刺激和化学不良反应。

（2）水牛角在中国古代以至现代南方少数民族地区均视为避邪祛灾之吉祥物，随身携带或刮拭皮肤都有避邪强身之功，为理想的强身祛病之佳品。

（3）水牛角的角质蛋白和人体肌肤蛋白大致相同，做成的刮痧板光滑柔润，皮肤感觉舒适。使用水牛角刮痧板刮痧时，与人体体表摩擦生热，可使其蛋白轻微溶解，还可起到滋养皮肤的作用。

3. 刮痧的持板方法及手法

正确的持板方法是把刮痧板的长边横靠在手掌心，大拇指和其他四个手指分别握住刮痧板的两边，刮痧时用手掌心的部位向下按压。单方向刮拭，不要来回刮。刮痧板与皮肤表面的夹角一般为 30°～60°，以 45° 角应用的最多，这个角度可以减轻刮痧过程中的疼痛，增加舒适感。

手拿刮板，治疗时刮板厚的一面对手掌，保健时刮板薄的一面对手掌。刮拭方向从颈到背、腹、上肢再到下肢，从上向下刮拭，胸部从内向外刮拭，力度要均匀。刮痧板一定要消毒。刮痧时间一般每个部位刮 3~5 分钟，最长不超 20 分钟。对于一些不出痧或出痧少的患者，不可强求出痧，以患者感到舒服为原则。刮痧次数一般是第一次刮完等 3~5 天，痧退后再进行第 2 次刮治。出痧后 1~2 天，皮肤可能轻度疼痛、发痒，这些反应属正常现象。

刮痧时患者的体位

人体的整体刮拭顺序是：先头部、颈部、背部、腰部，然后腹部、胸部，最后刮上肢、下肢。刮拭的方向都是从上往下刮拭，胸部处由内向外刮拭。每个部位先刮阳经，后刮阴经。先刮人体左侧，再刮人体右侧。

头部

【刮拭方法】

头部有头发覆盖，可以不涂抹刮痧润滑剂而直接在头发上面用刮痧板刮拭，方法用平补平泄的方法，刮至头皮有热感。

【主治病症】

头部刮痧具有改善头部血流循环，疏通全身阳气等作用，可预防和治疗脑血栓、神经衰弱、各种类型的头痛、高血压、眩晕、记忆力衰退、老年痴呆、感冒、脱发等。利用牛角梳子对头部进行刮拭，可产生良好的治疗效果。

面部

【刮拭方法】

①刮拭前额部：从前额正中线开始，分别向两侧刮拭，上方刮至前发际，下方刮至眉毛，经鱼腰穴、丝竹空穴等。

②刮拭两颧部：由内侧向外刮拭，经承泣穴、四白穴、下关穴、听宫穴、耳门穴等。

③刮拭下颌部：以承浆穴为中心，分别向两侧刮拭，经过地仓穴、颊车穴等。

【主治病症】

面部刮痧具有养颜美容的功效，可防治眼病、鼻病、耳病、面瘫、雀斑等五官科疾病。面部刮痧适宜选用S形刮痧板或小的多功能刮痧板，动作宜轻柔，不可过猛过重，以不出痧为度。对于眼耳口鼻等部位可以用手指刮摩来代替刮痧板。

颈部

【刮拭方法】

①刮拭颈部正中线：从哑门穴刮至大椎穴。

②刮拭颈部两侧到肩：从风池穴开始到肩井穴。

【主治病症】

颈部刮痧可治疗感冒、头痛、近视、咽炎、颈椎病等，还可以用于治疗癫痫、脑震荡后遗症、失眠等，适宜采用多功能牛角刮痧板或者方形牛角刮痧板。

背部

【刮拭方法】

背部的刮拭方向是从上到下，骶部的刮拭方向是自下而上。一般先刮背正中线的督穴，再刮两侧的膀胱经和夹脊穴。也可以根据病变在背部的全系反射对应区进行刮拭并结合揉法，由轻至重进行刮拭。

【主治病症】

可预防全身五脏六腑的病症，适宜使用多功能牛角刮痧板或者方形牛角刮痧板。

胸部

【刮拭方法】

①刮拭胸部正中线：从天突穴经膻中穴向下刮至鸠尾穴，用刮板角部自上而下刮。

②刮拭胸部两侧：以任脉为界，沿肋骨走向由内向外，先左后右刮拭。

③中府穴：宜用刮板棱角部从上向下刮。

【主治病症】

胸部刮痧主治心肺疾患，可预防支气管炎、哮喘、乳腺炎、乳腺癌等，可采用多功能牛角刮痧板或者肾形牛角刮痧板等。

腹部

【刮拭方法】

腹部由上往下刮拭。用砭板的一边 1/3 边缘，从左侧依次排刮至右侧，对内脏下垂的患者，宜从下往下刮拭。

【主治病症】

主要治疗肝胆、脾、肾、大小肠等腹腔脏器的病变，比如胆囊炎、消化不良、便秘、泄泻等。

刮痧疗法的种类

刮痧方法包括持具操作和徒手操作两大类。持具操作又包括刮痧法、挑痧法、放痧法。徒手操作又叫撮痧法，具体为揪痧法、扯痧法、挤痧法、焠痧法、拍痧法。

1. 刮痧法

刮痧法又分为直接刮法和间接刮法两种。

直刮法：指在施术部位涂上刮痧介质后，然后用刮痧工具直接接触患者皮肤，在体表的特定部位反复进行刮拭，至皮下呈现痧痕为止。具体操作，病人取坐位或俯伏位，术者用热毛巾擦洗病人被刮部位的皮肤，均匀地涂上刮痧介质。术者持刮痧工具，在刮拭部位进行刮拭，以刮出出血点为止。

间接刮法：先在病人将要刮拭的部位放一层薄布，然后再用刮拭工具在布上刮拭，称为间接刮法。此法可保护皮肤。适用于儿童、年老体弱、高热、中枢神经系统感染、抽搐、某些皮肤病患者。

2. 挑痧法

术者用针挑病人体表的一定部位，以治疗疾病的方法。具体方法为：术者用酒精棉球消毒挑刺部位，左手捏起挑刺部位的皮肉，右手持三棱针，对准部位，将针横向刺入皮肤，挑破皮肤 0.2~0.3 厘米，然后再深入皮下，挑断皮下白色纤维组织或青筋，有白色纤维组织的地方，挑尽为止。如有青筋的地方，挑 3 下，同时用双手挤出瘀血。术后碘酒消毒，敷上无菌纱布，胶布固定。

3. 放痧法

放痧法又分为“点刺法”和“泻血疗法”。

泻血疗法：常规消毒，左手拇指压在被刺部位下端，上端用橡皮管结扎，右手持三棱针对准被刺部位静脉，迅速刺入脉中 0.5~1 分深，然后出针，使其流出少量血液，出血停止后，以消毒棉球按压针孔。当出血时，也可轻按静脉上端，以助瘀血排出，毒邪得泄。此法适用于肘窝、腘窝及太阳穴等处的浅表静脉，用以治疗中暑、急性腰扭伤、急性淋巴管炎等病。

点刺法：即针刺前先推按被刺部位，使血液积聚于针刺部位，经常规消毒后，左手拇、示、中三指夹紧被刺部位或穴位，右手持针，对准穴位迅速刺入 1~2 分深，随即将针退出，轻轻挤压针孔周围，使出血少量，然后用消毒棉球按压针孔。此法多用于手指或足趾末端穴位，如十宣穴、十二井穴或头面部的太阳穴、印堂穴、攒竹穴、上星穴等。

挑痧法及放痧法必须灭菌操作，以防止感染，针刺前消除患者紧张心理，点刺时手法宜轻宜快宜浅，出血不宜过多，以数滴为宜。注意勿刺伤深部动脉。另外，病后体弱、明显贫血、孕妇和有自发性出血倾向者不宜使用。为防止晕针，患者最好采取卧位，术后休息后再走。

4. 揪痧法

指在施术部位涂上刮痧介质后，然后施术者五指屈曲，用自己示、中指的第二指节对准施术部位，把皮肤与肌肉揪起，然后瞬间用力向外滑动再松开，这样一揪一放，反复进行，并连续发出“巴巴”声响。在同一部位可连续操作 6~7 遍，这时被揪起部位的皮肤就会出现痧点。

5. 扯痧法

扯痧疗法是医者用自己的示指、大拇指提扯病者的皮肤和一定的部位，使表浅的皮肤和部位出现紫红色或暗红色的痧点。此法主要应用于头部、颈项、背部、面部的太阳穴和印堂穴。

6. 挤痧法

医者用大拇指和示指在施术部位用力挤压，连续操作 4~5 次，挤出一块块或一小块紫红痧斑为止。此种方法一般用于头额部位的俞穴。

7. 焠痧法

用灯心草蘸油，点燃后，在病人皮肤表面上的红点处烧燃，手法要快，一接触到病人皮肤，立即离开皮肤，往往可听见十分清脆的灯火燃烧皮肤的爆响声。适用于寒证。如见腹痛，手足发冷等。

8. 拍痧法

用虚掌拍打或用刮痧板拍打体表施术部位，主要拍双肘关节内侧和膝盖或大腿内侧，或者是发病有异常感觉的身体部位，比如痛痒、胀麻的部位。

刮痧的疗程及实施步骤

1. 刮痧的疗程

刮痧疗法属自然疗法。用刮痧板在皮肤表面进行治疗，刮痧板和润滑剂虽然有一定的药物作用，但二者只接触皮肤表面，起保护滋润皮肤、加强疏通经络、刺激全息穴区的效果，进入体内的药量微乎其微。因此，刮痧治疗无严格的疗程之分。在治疗刮痧时，为便于观察治疗反应及疗效，根据病情的轻重缓急，大致确定疗程如下：急性病两次治疗为 1 个疗程。慢性病 4 次治疗为 1 个疗程。

2. 治疗刮痧实施步骤

（1）选择工具。

刮痧板应边缘光滑，边角钝圆，厚薄适中。应仔细检查其边缘有无裂纹及粗糙处，以免伤及皮肤。

（2）解释说明工作。

初诊病人刮痧时，应先向病人介绍刮痧的一般常识。对精神紧张、疼痛敏感者，更应作好解释安抚工作，以便取得病人的积极配合。

（3）选择体位。

应选择便于刮痧者操作，既能充分暴露所刮的部位，又能使患者感到舒适，有利于刮拭部位肌肉放松，可以持久配合的体位。

一般采取坐位，选用有靠背的椅子。刮腰背部，男士面向椅背骑坐，女士侧坐，使其身体有所依靠。刮胸腹部、上肢及下肢前侧采取

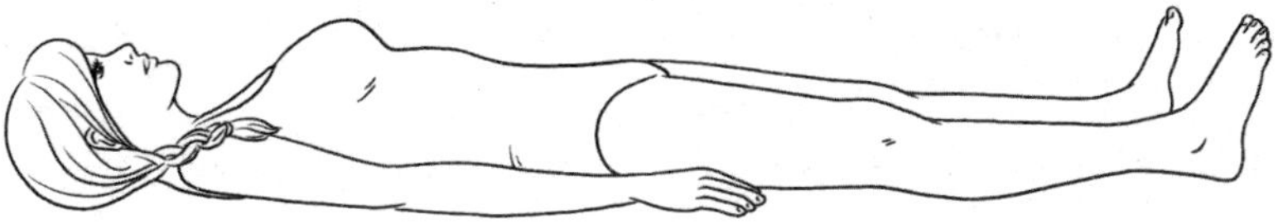

仰卧法

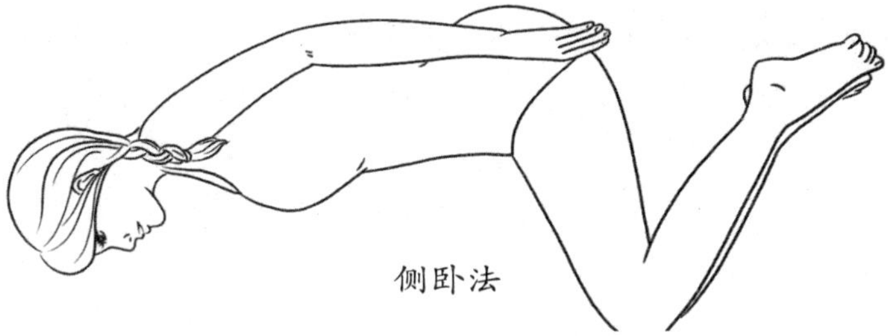

侧卧法

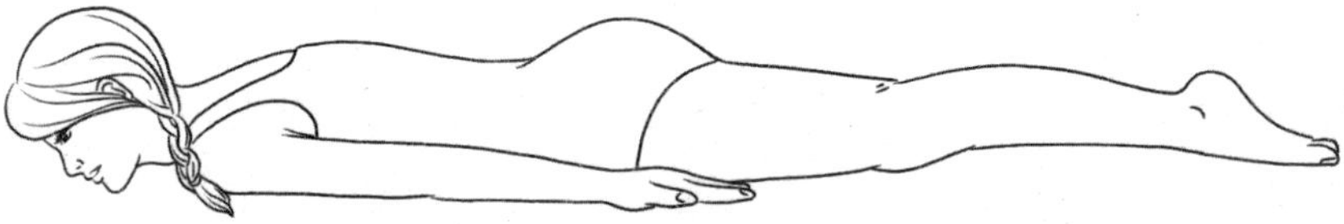

俯卧法

正坐位。刮下肢后侧采取双手扶靠椅背的站立姿势，病情重或体力衰弱的虚证病人可采取卧位，根据刮拭部位的需要仰卧、俯卧或侧卧。被刮拭部位肌肉放松有利于操作。

（4）涂刮痧润滑剂。

暴露出所刮拭的部位，在刮拭的经络穴位处涂刮痧润滑剂。使用活血润肤脂可从管口中挤出少量，涂抹在被刮拭部位，用刮板涂匀即可。如使用刮痧活血剂则将瓶口朝下，使刮痧活血剂从小孔中自行缓慢滴出，忌用于挤压。因刮痧活血剂过多，不利于刮拭，还会顺皮肤流下弄脏衣服。

（5）刮拭。

手持刮板，先用刮板边缘将滴在皮肤上的刮痧润滑剂自下向上涂匀，再用刮板薄面约 1 寸宽的边缘，沿经络部位自上向下，或由内向外多次向同一方向刮拭。注意每次刮拭开始至结束力量要均匀一致，每条经络或穴区依病情需要刮 20~30 次。

刮痧保健运板方法

刮痧的运板方法有几十种之多，但是最常用的主要有以下几种。

面刮法：面刮法是刮痧最常用、最基本的刮拭方法。手持刮痧板，向刮拭的方向倾斜 30° ~60° ，以 45° 角应用最为广泛，根据部位的需要，将刮痧板的 1/2 长边或整个长边接触皮肤，自上而下或从内到外均匀地向同一方向直线刮拭。面刮法适用于身体比较平坦部位的经络和穴位。

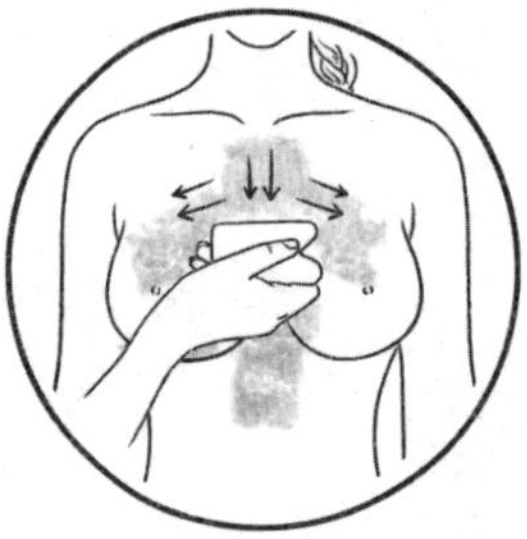

平刮法

平刮法：操作方法与面刮法相似，只是刮痧板向刮拭的方向倾斜的角度小于 15° ，并且向下的渗透力比较大，刮拭速度缓慢。平刮法是诊断和刮拭疼痛区域的常用方法。

推刮法：操作方法与面刮法相似，刮痧板向刮拭的方向倾斜的角度小于 45° （面部刮痧小于 15° ），刮拭的按压力大于平刮法，刮拭的速度也慢于平刮法，每次刮拭的长度要短。推刮法可以发现细小的阳性反应，是诊断和刮拭疼痛区域的常用方法。

单角刮法：用刮痧板的一个角部在穴位处自上而下刮拭，刮痧板向刮拭方向倾斜 45° 。这种刮拭方法多用于肩部肩贞穴，胸部膻中、中府、云门穴，颈部风池等穴。因接触面积比较小，所以要特别注意切勿用力过猛而损伤皮肤。

双角刮法：用刮痧板凹槽处的两角部刮拭，以凹槽部位对准脊椎棘突，凹槽两侧的双角放在脊椎棘突和两侧横突之间的部位，刮痧板向下倾斜 45° ，自上而下的刮拭。这种刮拭方法常用于脊椎部位的诊断、保健和治疗。

点按法：将刮痧板角部与穴位呈 90° 角垂直，向下按压，由轻到重，逐渐加力，片刻后迅速抬起，使肌肉复原，多次重复，手法连贯。这种刮拭方法适用于无骨骼的软组织处和骨骼缝隙、凹陷部位，如人中穴、膝眼穴。

厉刮法：将刮痧板角部与刮拭区呈 90° 角垂直，并施以一定的压力，刮痧板始终不离皮肤，作短距离（约 1 寸长）前后或左右摩擦刮

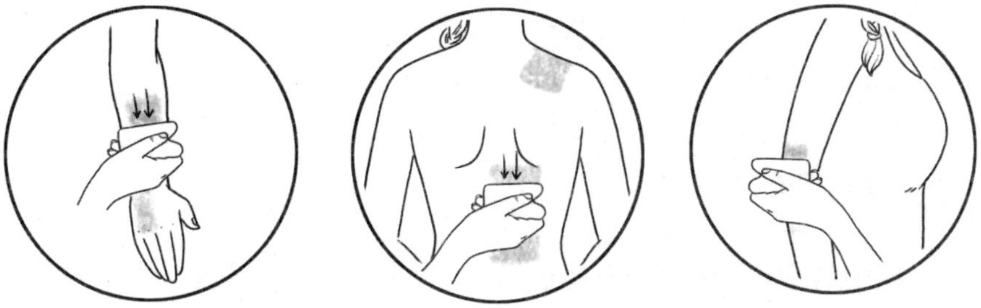

面刮法

拭。这种刮拭方法适用于头部全息穴区的诊断和治疗。

平面按揉法：用刮痧板角部的平面以小于 20° 角按压在穴位上，做柔和、缓慢的旋转运动，刮痧板角部平面始终不离开所接触的皮肤，按揉压力应渗透至皮下组织或肌肉。这种刮拭方法常用于对脏腑有强壮作用的穴位，如合谷、足三里、内关穴以及手足全息穴区、后颈、背腰部全息穴区中疼痛敏感点的诊断和治疗。

垂直按揉法：垂直按揉法将刮痧板的边缘以 90° 角按压在穴区上，刮痧板始终不离开所接触的皮肤，做柔和的慢速按揉。垂直按揉法适用于骨缝部穴位，以及第二掌骨桡侧全息穴区的诊断和治疗。

2. 特殊刮痧方法

揉刮法：根据刮拭范围的大小，以刮痧板整个长度的一半长边接触皮肤，刮痧板向刮拭的方向倾斜，倾斜的角度尽量小于 15° ，自上而下或从内向外均匀地连续做缓慢、柔和的旋转刮拭，即边刮拭边缓慢向前旋转移动，向前移动的推动力小于向下按压的力量。

摩刮法：两手各持一块刮痧板，将刮痧板平面置于手掌心或四指部位，手指不接触皮肤，两块刮痧板平面紧贴面部两侧皮肤，以掌心或四指力量按压刮痧板的平面，将按压力渗透进肌肉深部，两块刮痧板在面部两侧同时自下而上或从外向内均匀连续做缓慢、柔和地旋转移动，即边按压边缓慢向前旋转移动，向前移动的推动力小于向下按压的力量。

提拉法：两手各持一块刮痧板，放在面部同一侧，用刮痧板整个长边接触皮肤，刮痧向刮拭的方向倾斜，倾斜的角度为 20~30° ，两块刮痧板交替从下向上刮拭，刮拭的按压力渗透到肌肉的深处，以肌肉运动带动皮肤向上提升，边提升边刮拭，向上提升的拉力和向下按压的力度相等。也可以两手各持一块刮痧板，分别放在面部两侧，同时刮拭提拉两侧肌肤。

刮痧的补泻手法

一般中医外治法均认为速度快、按压力大、刺激时间短为泻；速度慢、按压力小、刺激时间长为补；速度适中、按压力适中、时间介于补泄之间为平补平泻，亦称平刮法，有三种刮拭手法。第一种为按压力大，速度慢；第二种为按压力小，速度快；第三种为按压力中等，速度适中。具体应用时可根据患者病情和体质而灵活选用。其中按压力中等，速度适中的手法易于被患者接受。平补平泻法介于补法和泻法之间，常用于正常人保健或虚实兼见证的治疗。

刮痧疗法按压力大小决定刮痧治疗的作用，而速度快慢决定刮痧的舒适感。

体弱、虚证及皮下脂肪少的部位：应用按压力小，速度慢的补法刮拭。

虚实兼见证及亚健康者：采用平补平泻法刮拭。

体质较好，肌肉丰厚部位应用按压力大，速度慢的手法。

体质差或肌肉、脂肪少的部位用按压力小，速度快的手法，虚实兼见证可用按压力中，速度中的平补平泻法刮拭。

刮拭过程中始终保持一定按压力，才能将刮拭的作用力传导至深层组织，才有治疗作用。按压力小，则治疗作用肤浅，按压力大，治疗作用深达经脉、肌肉、骨骼。刮拭速度快，对经脉气血运行的推动力大；速度慢，推动力则减弱。

补、泻效果是由机体状态、腧穴特性和刮拭手法等因素决定的。刮拭手法是其中的一种因素。机体状态与补泻效果有直接的关系，当机体正气充足时，经气易于激发，刮拭补泻调节作用显著；当机体正气不足，经气不易激发，刮拭补泻调节作用缓慢。腧穴的特性也是一种因素，有些腧穴有强壮作用，如足三里、关元，刮拭这些腧穴可以补虚。有些腧穴有泻实作用，如肩井、曲池，刮拭这些腧穴可以泻实。中医经络的理论认为“顺经气而行则补，逆经气而行则泻”。在刮痧疗法中，保健刮痧和一般病症治疗不必拘泥于这一理论，主要以刮拭手法的速度和力量进行补虚和泻实。对于体质较弱的虚证，可参考这一理论按经气的运行方向刮拭进行补泻。

刮痧刺激后的痧痕和痧象

刮痧工具作用在人体表面后，皮肤会对这种刺激产生各种各样的反应，发生颜色和形态的变化，这种变化和反应就是“痧象”，也称“痧痕”。常见的痧痕包括体表局部潮红，紫红或紫黑瘀斑，点状紫红小疹子，与此同时常伴有不同程度的热痛感。皮肤的这些变化会持续一至数天。只要刮数分钟，凡有病原的部位，皮肤表面轻则可见微红或花红点，重者出现斑块，甚至见黑色块，摸上去稍有阻碍或隆突感。较严重的青黑斑块在刮拭时会有痛感，如无病，就没有反应和痛感。

痧痕对疾病的诊断，治疗，病程，预后判断方面有一定的临床指导意义。痧色鲜红，呈点状多为表证，病程短，病情轻，预后好；痧色暗红，呈斑片状或瘀块，痧粒密集，多为里证，病程长，病情重，预后差。随着刮痧的治疗，痧象颜色由暗变红，由斑块变成散点，说明病情在好转，治疗是有效的。一般说来，无病者或属于减肥、美容或保健刮拭者，一般无明显痧象。

“痧象”是疾病在体表的病理反应，而刮痧疗法就是利用边刮痧工具或手指或针具在人体体表一定的特定刺激部位或穴位上施以反复的刮拭、提捏、挑刺、揪挤等手法，使皮肤出现片状或点片状瘀血的刺激反应，以达到疏通经络、扶正祛邪、调整脏腑功能、恢复生理状态、排泄毒素、退热镇痉、开窍醒神、祛除疾病为目的的一种物理性的外治疗法，也是从临床实践中总结出来的一种非药物治疗法，多年来一直流传和应用于民间，深受广大群众的欢迎。

刮拭要领与技巧

刮痧治疗的成功与否，刮拭要领是至关重要的，刮痧的疗效如何和刮拭要领是紧密联系的，我们主要介绍常用刮痧手法的刮拭要领。

1. 按压力

刮痧时除向刮拭方向用力外，更重要的是要有对肌肤向下的按压力，须使刮拭的作用力传导到深层组织，才能达到刺激经脉和全息穴区的深度，这样才有治疗作用。刮板作用力透及的深度应达到皮下组织或肌肉，如作用力大，可达到骨骼和内肌。正确的刮拭手法，应始终保持稳定的按压力。每次刮拭应速度均匀，力度平稳。

2. 点、面、线相结合

点即穴位，穴位是人体脏腑经络之气输注于体表的部位。面即指刮痧治疗时刮板边缘接触皮肤的部分，约有1寸宽。这个面，在经络来说是其皮部；在全息穴区来说，即为其穴区。线即指经脉，是经络系统中的主干线，循行于体表并连及深部，约有1毫米宽。点、面、线相结合的刮拭方法，是在疏通经脉的同时，加强重点穴位的刺激，并掌握一定的刮拭宽度。因为刮拭的范围在经脉皮部的范围之内，经脉线就在皮部范围之下，刮拭有一定的宽度，便于准确地包含经络，而对全息穴区的刮拭，更是具有一定面积的区域。刮痧法，以疏通调整经络为主，重点穴位加强为辅。经络、穴位相比较，重在经络，刮拭时重点是找准经络，宁失其穴，不失其经。只要经络的位置准确，穴位就在其中，始终重视经脉整体疏通调节的效果。点、面、线相结合的方法是刮痧的特点，也是刮痧简便易学、疗效显著的原因之一。

3. 刮拭长度

在刮拭经络时，应有一定的刮拭长度，约市尺的4~5寸，如需要治疗的经脉较长，可分段刮拭。重点穴位的刮拭除凹陷部位外，也应有一定长度。一般以穴位为中心，上下总长度4~5寸，在穴位处重点用力。在刮拭过程中，一般需一个部位刮拭完毕后，再刮拭另一个部位。遇到病变反应较严重的经穴或穴区，刮拭反应较大时，为缓解疼痛，可先刮拭其他经穴处。让此处稍事休息后，再继续治疗。

刮痧操作步骤

（1）首先要向患者做简要解释，以消除其紧张恐惧心，以取得信任、合作与配合。

（2）准备齐全刮痧器具与用品。检查刮具边缘是否光滑、安全、并做好必要的消毒工作。

（3）根据病人所患疾病的性质与病情，并结合患者的体质。确定治疗部位，尽量暴露，用毛巾擦洗干净，选择合适的体位。

（4）在刮拭部位均匀地涂布刮痧介质，用量宜薄不宜厚。

（5）一般右手持刮痧工具，灵活利用腕力、臂力，切忌生硬用蛮力，硬质刮具的平面与皮肤之间角度以 45° 为宜，切不可成推、削之势。

（6）用力要均匀、适中，由轻渐重，力度要均匀，并保持一定的按压力，以病人能耐受为度，使刮拭的作用力传达到深层组织，而不是在皮肤表面进行摩擦。刮拭面尽量拉长，点线面三者兼顾，综合运用，点是刺激穴位，线是循径走络，面是作用皮部。

（7）刮痧时要顺一个方向刮，不要来回刮，以皮下出轻现微紫红或紫黑色痧点、斑块即可。应刮完一处之后，再刮相邻部位，不要无序地东刮一下，西刮一下。

（8）保健刮须和头部刮治，可不用刮溶介质，亦可隔衣刮拭，以病人能耐受为度。

（9）任何病症，宜先刮拭颈项部，再刮其他患处。一般原则是先刮头颈部、背部，再刮胸腹部，最后刮四肢和关节。关节部位应按其结构，采用点揉或挤压手法。

（10）如刮取头、额、肘、腕、膝、踝及小儿皮肤时，可用棉纱线或头发团、八棱麻等刮擦之。腔部柔软处，还可用食盐以手擦之。

（11）刮拭方向原则按由上而下、由内而外的顺序刮拭。

（12）刮完后，擦干水渍、油渍。让病人穿好衣服，休息一会儿、再适当饮用一些姜汁糖水或白开水，会感到异常轻松和舒畅。

（13）一般刮拭后半小时左右，皮肤表面的痧点会逐渐融合成片，刮痧后 24~48 小时出痧表面的皮肤触摸时有痛感或自觉局部皮肤有微微发热。这些都属于正常反应，休息后即可恢复正常。一般深部出现的包块样痧或结节样痧在皮肤表面逐渐呈现紫色或青黑色，消退很也较缓。

（14）刮痧时限与疗程，应根据不同疾病之间的性质及病人体质状况等因素灵活掌握。一般每个部位刮 20 次左右，以使病人能耐受或出痧为度。在刮痧治疗时，汗孔开泄，为了有利于扶正祛邪，防止耗散正气，或祛邪而不伤正，所以每次刮治时间，以 20~25 分钟为宜。初次治疗时间不宜过长、手法不宜太重，不可一味片面强求出痧。第二次间隔 5~7 日痧象消失后或患处无痛感时再实施，直到原处清平无斑块，病症自然就痊愈了。通常连续治疗 7~10 次为 1 个疗程，间隔 10 日再进行下一个疗程。

刮痧板的清洗和保存

水牛角和玉石制的刮痧板，刮拭完毕可用肥皂洗净擦干或以酒精擦拭消毒，绝对不可高温消毒。

水牛角刮痧板长时间置于潮湿之处或浸泡在水里，或长期置于干燥的空气中，均会产生裂纹，影响使用寿命。因此刮毕洗净后应立即擦干，最好放在塑料袋或皮套内密封保存。

玉质刮痧板不怕水泡，也不忌干燥。但是容易碎裂，所以在保存时要避免磕碰。

有些刮痧板的上端有小孔，可以穿入线绳，随身携带，但在携带中要注意避免磕碰。

刮痧保健的方式

保健刮痧有两种方式，涂刮痧油刮拭和不涂刮痧油刮拭。这两种刮痧的目的不同，所以在刮拭时间、用力程度和保健效果等方面也各有不同。

涂刮痧油刮拭适用于定期保健刮痧（如 1~2 周或 1~2 月刮拭一次），亚健康的诊断和治疗。它具有行经活血、疏通经络、排毒解毒、化瘀止痛、净化血液和体内环境、调理脏腑的作用。每次刮拭不超过 30 分钟。它的间隔期为同一部位的痧消退后再进行第二次刮痧。

不涂刮痧油刮拭适用于短时间刮痧保健，它有激发经气运行，疏通经络，舒筋活血的作用。刮拭时不必涂刮痧油，直接在皮肤上刮拭，也可隔衣刮拭。根据健康状况，刮拭时用轻力或介于重力和轻力之间。刮拭到皮肤出现局部的潮红或有热感即可。每次刮拭同一部位不超过两分钟。不涂刮痧油刮拭可以每天进行。

第三节 刮痧的注意事项

刮痧虽然是一种很好的治疗方法，但是毕竟要接触肌肤，不可马虎对待。

刮痧前的注意事项

1. 刮痧疗法的适应证

刮痧疗法临床应用范围较广。以往主要用于痧证，现扩展用于呼吸系统和消化系统等疾病，涉及内、外、妇、儿各科疾病。

（1）痧证（多发于夏秋两季，微热形寒，头昏、恶心、呕吐，胸腹或胀或痛，甚则上吐下泻，多起病突然）：取背部脊柱两侧自上而下刮治，如见神昏可加用眉心、太阳穴。

（2）中暑：取脊柱两旁自上而下轻轻顺刮，逐渐加重。

（3）伤暑表证：取患者颈部痧筋（颈项双侧）刮治。

（4）伤暑里证：取背部刮治，并配用胸部、颈部等处刮治。

（5）湿温初起（见感冒、厌食、倦怠、低热等证）：取背部自上而下顺刮，并配用苎麻蘸油在腘窝、后颈、肘窝部擦刮。

（6）感冒：取生姜、葱白各 10 克，切碎和匀布包，蘸热酒先刮擦前额、太阳穴，然后刮背部脊柱两侧，也可配刮肘窝、腘窝。如有呕恶者加刮胸部。

（7）发热咳嗽：取颈部向下至第四腰椎处顺刮，同时刮治肘部、曲池穴。如咳嗽明显，再刮治胸部。

（8）风热喉痛：取第七颈椎至第七胸椎两旁（蘸盐水）刮治，并配用拧提颈部前两侧肌肉（胸锁乳突肌）约 50 次。

（9）呕吐：取脊柱两旁自上而下至腰部顺刮。

（10）腹痛：取背部脊柱旁两侧刮治。也可同时刮治胸腹部。

（11）疳积：取长强穴至大椎穴处刮治。

（12）伤食所致呕吐腹泻：取脊椎两侧顺刮。如胸闷、腹胀剧痛，可在胸腹部刮治。

（13）头昏脑涨：取颈背部顺刮。配合刮治或按揉太阳穴等。

（14）小腿痉挛疼痛：取脊椎两旁（第五胸椎至第七腰椎）刮治，同时配用刮治腘窝。

（15）汗出不畅：取背部、胸部顺刮。如手脚出汗不畅者，可在肘部、腘窝处刮治。

（16）风湿痹痛：取露蜂房 100 克，用酒浸 3 日后，蘸酒顺刮颈、脊柱两旁，同时取腘窝、肘部或痛处刮治，每日 2 次。

除此之外，刮痧还可以治疗其他各种类型的疾病，比如妇科的痛经、闭经、月经不调等，我们在后面会一一提到其刮痧治疗的方法。

2. 刮痧疗法的慎用证

（1）有出血倾向的疾病，如血小板减少症、白血病、过敏性紫癜症等不宜用泻刮手法，宜用补刮或平刮法。如出血倾向严重者应暂不用此法。

（2）新发生的骨折患部不宜刮痧，外科手术瘢痕处亦应在两个月以后方可局部刮痧。恶性肿瘤患者手术后，瘢痕局部处慎刮。

（3）化脓性炎症、渗液溃烂的局部皮肤表面（如：湿疹、疱疹、疔、疖、痈、疮等病症），以及传染性皮肤病的病变局部禁刮。

（4）原因不明的肿块及恶性肿瘤部位禁刮，可在肿瘤部位周围进行补刮。

（5）下肢静脉曲张者，宜由下而上采取适当手法，手法要轻；血小板低下者（容易出血不止）、病危的人要谨慎刮拭。

3. 刮痧疗法的禁忌证

严禁给有刮痧禁忌证者刮痧，常见的刮痧禁忌证有以下几种。

（1）病人身体瘦弱，皮肤失去弹力，或背部脊骨凸起者，最好不要除痧，或不宜在背部除痧。

（2）患者有心脏病，如心肌梗死、心绞痛时，或水肿病、血友病、有出血倾向时，均不宜用除痧法。

（3）少儿体弱患者，老年体弱多病者，不可用本法。

（4）小儿囟门未合者禁刮。

（5）皮肤有感染疮疗、溃疡、瘢痕或有肿瘤的部位禁刮。

（6）经期、妊娠期下腹部要慎刮或禁刮；极度虚弱、消瘦者慎刮；心血管疾患者慎刮；过饥、过饱、过度疲劳者禁刮。

刮痧时的注意事项

1. 应对晕刮

晕刮，即在治疗刮痧过程中出现的晕厥现象。经络全息刮痧法虽然安全、无副作用，但个别患者有时因其本身在某个时刻不具备接受治疗刮痧的条件，或治疗刮痧时操作者的刮拭手法不当、刮拭时间过长、病人过度紧张，则会出现晕刮现象。

晕刮的原因

（1）患者对治疗刮痧缺乏了解，精神过度紧张或对疼痛特别敏感者。

（2）空腹、熬夜及过度疲劳者。

（3）刮拭手法不当，如体质虚弱、出汗、吐泻过多或失血过多等虚证，采用了力度过重的刮拭手法。

（4）刮拭部位过多，时间过长，超过25分钟者。

晕刮的症状

发生晕刮时，轻者出现休克晕厥的征兆，比如精神疲倦、头晕目眩、面色苍白、恶心欲吐、出冷汗、心慌、四肢发凉，重者血压下降，神志不清，出现休克晕厥。

晕刮的治疗

应立即停止原来的治疗刮痧。抚慰患者勿紧张，帮助其平卧，注意保暖，饮温开水或糖水。重者马上拿起刮板用角部点按人中穴，力量宜轻，避免重力点按后局部水肿。对百会穴和涌泉穴施以泻刮法，患者病情好转后，继续刮内关、足三里。采取以上措施后，晕刮可立即缓解。如患者晕刮现象仍然不缓解则需要立即采取急救措施。

2. 防痧手法

除痧时手法要均匀一致，防止刮破皮肤，以免引起感染。除痧过程中，应询问病人的感觉情况，以便随时调整病人体位和改进施术的手法。除痧使用的用具必须清洗消毒，特别是给乙肝病人或乙型肝炎表面抗原阳性携带者除痧时，由于皮下渗血，肝炎病毒可能污染用具，刮痧后，用具一定要经高压消毒，以防止血源性传播。

3. 冬日刮痧

在冬天刮痧时，室内一定要暖和，注意刮痧部位。刮痧结束后及时覆盖保暖，防止着凉，加重病情，也不要对着空调，要尽量避风。刮痧时尽量使用专用刮痧用具，不要使用其他的代用品刮痧（如铜钱、塑料晶、瓷器、红花油等）。前一次刮痧部位的痧斑未退之前，不宜在原处进行再次刮拭出痧。再次刮痧时间需间隔 3~6 天，以皮肤上痧退为标准。

4. 避风保暖

室温较低时应尽量减少暴露部位，夏季高温时不可在电扇处或有对流风处刮痧。因刮痧时皮肤汗孔开泄，如遇风寒之邪，邪气可通过开泄的毛孔直接入里，不但影响刮痧的疗效，还会因感受风寒引发新的疾病。

5. 不同部位的刮痧

头部、面部可不必抹刮痧油，保健刮痧可以隔着衣服刮拭。刮完一次，应在痧退以后再在同一部位刮痧，平时可以用轻手法补刮，促进微循环，以加强退痧作用。

6. 不同皮肤的刮痧

皮肤病患者，皮损处干燥、无炎症、渗液、溃烂者（如神经性皮炎、白癜风、牛皮癣等病症），可直接在皮损处刮拭，皮肤及皮下无痛性的良性结节部位亦可直接刮拭。如皮损处有化脓性炎症、渗液溃烂的，以及急性炎症红、肿、热、痛者（如湿疹、疱疹、疔、疖、痈、疮等病症），不可在皮损处或炎症局部直接刮拭，可在皮损处周围刮拭。

7. 不必强出痧

刮痧治疗时，不可过分追求痧的出现。因为出痧多少受多方面因素的影响。患者体质、病情、寒热虚实状态、平时服用药物多少及室内的温度都是影响出痧的因素。

实证、热证比虚证、寒证容易出痧；刮痧时，会有少许毛细血管出血，渗到附近组织，然后再吸收，会产生疼痛的感觉，这是增加抵抗力的一种方法，属于正常情况。怕疼的人，可先泡热水澡或热敷再刮痧，可减少疼痛。刮痧治疗后，会使汗孔扩张，半小时内不要冲冷水澡，不要吹冷风，可洗热水澡。刮痧后喝一杯温开水，以补充体内消耗的津液，促进新陈代谢，加速体内毒素排泄。

8. 痧证太严重时的处理

“刮痧”的“痧”指痧病。在炎热季节，冒暑远行，贪凉，大量饮冷水，或者淋了雨，或是暴食暴饮，接触了秽物臭气等，都会发痧。它使人一时气血阻滞，发病猛烈，必须急救。

轻度发痧，常见头晕、头闷胀痛、两目发花、周身不适、胸中郁闷、四肢发凉、脉迟治缓等症状。要马上用瓷调羹蘸清水在两肘窝或两腘窝，或在脊椎、颈部两侧，由上而下地刮，使皮肤变红，出现紫点为止。也可以用示指和中指蘸清水轻轻捏提上述皮肉，使之产生痧点。同时服用仁丹或金灵丹。

当痧病发作重时，有腹部绞痛，欲吐不吐、欲泻不泻、头汗较多、烦躁闷乱、面白肢冷、脉沉伏等症状。要先用三棱针或空针头，常规消毒后，在腘窝部表浅发紫的小脉管上刺入放血。同时口服十滴水或玉枢丹、无极丹等药。

痧病极重症时，病人已经昏迷，要送医院抢救。

9. 刮痧力度的掌握

有人问了，刮痧、按摩是不是力度越大越好？这是不正确的。力度太轻，起不了效果；但力度太重了会使人肌肉组织受伤，甚至加重病情。刮痧有效的力度应该是既要有一定力量，又不能太重，在这之间找到一个合适的力度，用此力度进行保健治疗才会有效。合适的力度是对病人使用刮痧、按摩进行保健治疗时，病人既能有酸、麻、胀、痛的感觉，又能忍受得住，这时的力度就是有效的，只有找到这种力度才会有好的效果。

10. 不要用红花油作应急刮痧油

因为红花油里面含有的辣椒素会刺激皮肤，当反复刮拭时会使皮肤变得粗糙，引起皮肤过敏或生成黑斑。长期保健最好用专用刮痧油，治疗作用比较好，还没有副作用。

刮痧后的注意事项

1. 刮痧后饮用一杯开水

治疗刮痧使汁孔汗泄，邪气外排，要消耗部分体内的津液，刮痧后饮热水一杯，不但可以补充消耗的部分水分，还能促进新陈代谢，加速代谢产物的排出。

2. 刮痧后 3 小时后可洗浴

治疗刮痧后，为避免风寒之邪侵袭，须待大概三小时皮肤毛孔闭合恢复原状后，方可洗热水浴。但在洗浴过程中，水渍未干时，可以刮痧。因洗浴时毛孔微微开泄，此时刮痧用时少，效果显著，但应注意保暖。

3. 每次刮多长时间以及两次刮痧应间隔多久

保健刮痧时，刮拭按压力度较小，每个部位刮拭时间短，刮至皮肤微有热感或皮肤微微发红即可，不需刮出痧，亦无间隔之说，每天均可进行。

治疗刮痧，体质虚弱，容易出痧者，只要有痧出现，疼痛减轻即可停止刮拭。体质强壮者，可以刮至没有新痧出现时再停止刮拭。在不易出痧的部位，只要毛孔微微张开即可停止刮拭。在有结节、肌肉紧张、僵硬的部位，只要毛孔开泄或局部结节稍软，肌肉紧张、僵硬有所缓解即可停止刮拭。头部治疗刮痧，只要局部有热感即可停止刮拭。面部保健治疗刮痧，每个部位根据皮肤状况刮拭 5~15 下，或者刮至局部有热感即可。

每次治疗刮痧不应超过 30~40 分钟（指用速度缓慢的平补平泻法刮拭）。初次治疗刮痧时间应适当缩短。体质弱或形体瘦弱者总体刮痧时间应当少于 20 分钟。同一部位两次治疗刮痧应间隔 5~7 天，原则是皮肤无痧斑、被刮处用手轻触无痛感时方可进行第 2 次治疗刮痧。

痧消退的时间快慢与被刮者的体质、病情、出痧部位、痧的颜色和深浅，以及刮痧次数有直接的关系。

选经配穴与疗效的关系

急性病邪气偏盛，正气不衰，多属实证。实证多从六腑治，以治阳经为主，阴经为辅。慢性病正气不足，多属虚证。虚证多从五脏治，以治阴经为主，阳经为辅。四肢关节或皮肤表面的病变，刮拭的范围应略大于病变局部。

交替变换刮拭部位、手法与疗效的关系

经过治疗当病情平稳后，为巩固疗效，提高经络和穴区的敏感性，应交替变换刮拭的部位和手法。具体作法如下：

（1）适当延长治疗的间隔时间。可把治疗的经穴和全息穴区分成两组，交替治疗，或采用左右肢体经络、穴区交替治疗。这样就使每条经络和穴区治疗的间隔时间延长。

（2）交替变换刮拭部位和手法。经过几次治疗刮痧后，出痧明显减少或不出痧时，为巩固疗效，避免损伤正气，不宜再用泻法。改为以重点穴位和穴区的治疗为主，对经络的整体治疗为辅，适当减轻刮拭的按压力，重点穴位和穴区可用面刮法、点按法和按揉法相结合。

室温与疗效的关系

刮痧时，环境温度适宜，有助于提高疗效。研究证实室温过低时，皮肤汗孔紧闭，经络反应力下降，不易激发经气，治疗效果差。冬天室温过低或病人体质虚弱，可先进行局部热敷，待皮肤毛孔舒张后再刮痧治疗，易于激发经气，提高疗效。

第四节　经络系统及全息刮痧疗法

《黄帝内经》载："经脉者，人之所以生，病之所以成，人之所以治，病之所以起。"东汉的张仲景在《黄帝内经》的基础上又发展了经络学说，一直到今天，它都是中医研究的核心之一。可以说，经络学说虽然源于远古，却服务至今。

全息穴区和不同器官之间的联系

人体有 12 正经，至少有 12 对这样的经络树。经络树与经络树之间，凡相表里的两经（如胆经与肝经、胃经与脾经、大肠经与肺经、小肠经与心经、膀胱经与肾经相表里），皆有交通枝密切相连，此外，凡经气交接流注的两经，或另有交通枝相连接的两经，其联系也较密切。凡联系较密切的经络树之间，与联系不密切的经络树之间相比较，其细胞的生物学性质相似程度就比较大些。

至此我们就可以作出如下推论：当一个内脏器官发生病变时，就像一棵树的根基部发生了病害会影响到树干和枝叶的正常生长一样，其病变也必然会波及整个经络树，于是就在经络主干的循行部位上，出现了敏感点、压痛点，刮痧时极易出痧或痧密成片、成块（大多是腧穴所在处）。在该经络树的叶子上，即各全息胚上相关的穴区上，出现了色泽变化、压痛、敏感、隆起、凹陷、皮下结节样、条索样异常改变、刮拭易出痧等现象。因此，我们就可以根据这些异常现象所在的经脉与区域，来测知内脏病变的病位、病性（指大体的寒热虚实），乃至病情的久暂轻重。这就是全息诊断及经络俞穴诊病的机理所在。当用针、灸、刮拭、按摩、敷药等方法刺激经穴或全息胚上的全息穴区时，这种刺激信息便沿经络树的叶、枝、干（刺激经穴便是对经络树干的直接刺激）而传入相应的内脏，外传遍该经络树，既可以促进该经络、脏腑的气血运行，又可以调动机体调节能力、抗病能力和康复能力，从而就可以达刮到防治疾病、健身强体的保健效果。尽管全身的经络通过各种类型的交通枝，或其他联系方式，最终形成了一个巨大的整体贯通的网络系统，但由于经络树与经络树之间，其细胞的生物学性质有一定差异，这就使病理信息的传导与刺激治疗信息的传导，在一般情况下只在该经络树内较活跃，而较少波及其他经络树，更难以对整个经络网形成特别明显的影响，于是就使全息诊疗具有一定的特异性。比如胃有病，一般是在足阳明胃经的俞穴和各全息胚的胃区可能出现阳性反应，而不可能使所有经脉的腧穴和所有全息胚上的全部穴区都出现阳性反应。刺激胃经腧穴和各全息胚上的胃区，主要调节胃的健康损害，而不可能治疗五脏六腑所有的疾病。当然在病变严重或病程长久之后，病变亦可由此脏波及彼脏，由此经波及彼径，那么，相应的经络树也就应当有异常反应了。因此，在刮痧选区时，不仅要选取病变系统的穴区，也还要根据中医表里相关、五行生克制化规律等，选取相关的穴区。

经络全息刮痧法治病保健的机理

经络全息刮痧法可以预防和治疗疾病，强身健体，对疼痛类疾病有立竿见影的效果，对内脏功能失调引发的各种常见病也有显著疗效。刮痧为什么会有这样的作用呢？主要是因为经络全息刮痧法以经络学说和全息诊疗学说为理论基础，刮拭的是经脉功能活动反应于体表的部位及和内脏对应于体表的全息穴区。刮拭后的局部汗孔开泄，促进邪气外排，同时又可以疏通经络、宣通气血、振奋阳气、调理脏腑、提高机体的抗病能力。

经络全息刮痧法治病的机理可以从以下 4 个方面认识。

1. 恢复和提高经络的整体调控功能

经络的纵横交错和沟通联络作用，使机体各脏腑组织器官有机地联系起来，通过这种联系主宰着全身气血运行，经络即是全息穴区和内脏器官的联系途径，又是调节生命活动的信息反馈系统。这种整体调控作用，使机体各脏腑器官组织在功能上能协调共济，成为一个统一的有机整体。

由于刮拭经络和全息穴区的刺激作用，使肌肉收缩舒张，其张力变化的突然刺激以及肌肉收缩而产生的热能和代谢产物（如乳酸、二氧化碳、递质等）的化学刺激，鼓舞和激发了经气，再经过经脉所特有的能量传导作用，并通过多层次的连接，发挥经络整体性、双向性的良性调控功能。其调控作用通过经络系统可达到全身各脏腑器官，使其气机通畅，阴阳气血平衡，功能活动正常。

另外，由于全息穴区与同名脏腑器官之间的内在联系，内脏及各器官组织发生病理改变，其相应的全息穴区会出现敏感、疼痛、结节，刮拭时会有痧的出现。刮拭的刺激和机体免疫系统清除痧的过程，通过神经，体液和经络的传导作用，使全息穴区相对应的脏腑组织器官的疾病也得到了治疗。

2. 宣通气血、活血化瘀、改善微循环

现代医学认为，血液循环的主要功能是完成体内的物质运输，即运送氧气、营养物质和代谢产物。组织器官中氧气、营养物质和代谢产物的交换是在微循环的部分实现的。微循环是指微动脉与微静脉之间的血液循环。脏腑功能障碍、代谢产物潴留、免疫机能异常、炎症与结缔组织病变均可以形成微循环障碍。当病变部位气机不畅，血液循环不良，代谢产物潴留，缺乏氧气和各种营养素时，血液流动速度明显减慢，血管腔扩张，通透性紊乱。刮拭后造成毛细血管破裂，血液渗出脉外，由于皮肤的屏障作用，“痧”在皮肤和肌肉之间形成。含有大量代谢产物的血液渗出后，改变了局部经脉的痧滞状况，促使气血畅通，而含有丰富营养素和氧气的血液会使凝血机制正常发挥，毛细血管的通透性恢复正常，配合刮拭后血管的瞬间收缩反应，出“痧”会很快停止。由于这种治疗方式迅速改变了局部经络的淤滞状态，变阻滞为通畅，促进了血液、淋巴液和组织间液的循环，使病变器官组织细胞得到充足的氧气和营养素的供应，改变了低氧状态，活化了细胞，激发和调节了脏腑的功能活动，恢复了患者自身的愈病能力，对脏腑器官产生了治疗和保健作用。

3. 排毒解毒、促进新陈代谢

刮痧可以有效地排出体内毒素，补氧祛瘀，活化细胞，加强新陈代谢。在临床观察中发现，完全健康的人，刮拭经络无痧出现；病情较轻，病程较短者，刮出之痧，部位表浅，痧色鲜红；病情重，病程长者，痧色暗红或青紫，出痧部位较深。可以说病情越重，病程越长，痧色越重，部位越深。这是因为健康的人体内代谢产物能及时排出体外，体内无代谢产物潴留，毛细血管通透性正常，故刮拭后无痧出现。当机体脏腑功能减退，发生疾病时，代谢产物不能及时排出体外，在体内出现不同程度的潴留，造成血液微循环障碍，成为危害机体健康的物质。这些使体内环境失衡的内毒素造成毛细血管通透性异常，刮拭时造成毛细血管破裂，故有痧的出现。“痧”即是渗出于脉外的含有大量代谢产物的离经之血（也可以理解为内毒素）。出痧的过程就是排出体内毒素的过程，刮拭过程刺激局部皮肤和组织可以激发经气，调整经气运行，亦能通过经络的联系作用改善与之相连的脏腑器官的功能活动，促进毒素的排出。如刮拭膀胱经的肺俞及手太阴肺经，可以改善肺的呼吸功能和调整皮肤脂腺的分泌，促进毒素从呼吸道和皮肤排出；刮拭胃经的天枢、足三里穴和手阳明大肠经可以调节大肠蠕动，促进宿便排出；刮拭膀胱经的肾俞、三焦俞和任脉的关元、中极穴可以利尿。经常保健刮痧，能及时排出容易引起气血组织的代谢产物，调整脏腑功能，促进经气运行，加强机体新陈代谢，从而达到防病治病的目的。

刮痧可以改善和加强皮肤局部的代谢功能。皮肤有丰富的血管网和神经丛，对表皮细胞的刮拭刺激，使皮肤表层和真皮层微循环畅通，细胞活化，可以加速体内毒素从皮肤排出的过程，加强皮肤的新陈代谢。

4. 增强机体免疫功能

机体的免疫功能，中医称之为正气。正气代表机体的调节适应能力、防御疾病能力和病后的康复能力。经常保健刮痧，可以疏通经络，清除邪气，调整脏腑阴阳气血，激发和加强人体的保健系统，扶植正气，增强抗御病邪的能力。

现代医学认为，清除机体有害异物的过程可以激发免疫系统的功能。人体清除有害异物的天然防御机能是由淋巴系统及血液中的吞噬细胞完成的。刮拭时经络各部位所出现的“痧”，在皮肤与肌肉之间成为异物，从而激发免疫系统的功能。经常刮痧可以使淋巴细胞活力增强，提高机体的应激能力和组织创伤的修复能力，从而加强了机体的免疫功能。

经络全息刮痧法的临床作用

1. 治疗作用

疼痛是很多疾病的常见症状，给患者造成难以忍受的痛苦。由气滞血瘀，经络气血不畅造成的各种痛症，如头痛，各种神经痛，骨质增生导致的颈椎、腰椎、膝关节痛，风湿病，肩周炎等。施以刮痧即可解除局部经络气血淤滞状态，变阻滞为通畅，迅速缓解疼痛。对于经络气血偏盛、偏衰或气血逆乱、运行失常而导致的脏腑功能失调引发的各种内、外、妇、儿科病症，如高血压、中风后遗症、心悸、哮喘、食欲不振、糖尿病、胃肠功能紊乱、痔疮、神经衰弱、月经不调、小儿生长缓慢等症，对相关经络穴位运用或泻、或补之不同的刮拭手法，调整经络气血运行，排出体内毒素，加强新陈代谢，使阴阳气血平衡，恢复经络的良性整体调控作用，使人体呼吸、消化、循环、神经、内分泌等系统恢复正常机能，会起到明显的治疗作用。对某些器质性病变、疑难病症，经络全息刮痧法会通过恢复和加强患者自身的愈病能力，起到扶正祛邪的作用。

2. 保健作用

经络全息刮痧法的保健作用表现为以下两个方面。

第一，未病先防。人体疾病的发生，除急性传染性疾病、急性感染性疾病以及突发的意外伤害外，大多数疾病的发生是一个渐进的过程。当人体正气不足时，经络气血运行发生轻度障碍，新陈代谢产物不能及时排出体外，在体内蓄积，导致脏腑器官的细胞发生轻度低氧现象，这是疾病发生的早期病理变化。如果能坚持保健刮痧，可激发和调节经络脏腑功能，及时清除代谢产物，改变细胞的低氧状态，促进细胞的再生和活化，加强人体的新陈代谢，及时恢复人体正气，防微杜渐，不但可以预防疾病的发生，还可延缓衰老。

第二，已病防变。根据疾病发生及传变的规律，在病邪尚未传变之时，就做好未受邪之地的预防，则可有效地防止病邪传变，以利于正气的恢复，使疾病尚在早期、初期阶段即可获愈。如外邪侵袭人体，不及时诊治，病邪即由表及里，步步深入，使病情变得深重复杂，正气损伤亦会愈加严重。根据经气运行的五行生克制化规律，结合阴阳对刮之原则选经取穴，进行刮痧治疗，就可达到上述已病防变的目的。

3. 诊断作用

经络全息刮痧法可从以下两个方面协助诊断。

第一，循经诊断和全息诊断。“不通则痛，通则不痛”，这是病变诊断的依据之一。气血通畅，机能正常，就没有疼痛反应；经络气血淤滞，则会出现疼痛反应。当刮拭经脉或全息穴区时，凡出现刮痛、敏感或局部可触及结节等现象，说明此经脉或全息穴区的气血有不向程度的瘀阻，除外局部病变，即可判断相应经络或相联系的脏腑器官发生了不同程度的细胞低氧现象。这就是根据经脉和全息穴区的反应状态，来诊断病变部位的方法。

第二，据“痧”断病。据痧断病就是根据出痧的颜色、形态及出痧部位来诊断疾病。首先，根据痧的颜色和形态诊断疾病。在刮拭过程中，邪气深浅和病移久短的不同，痧色形状各异。若痧色鲜红，痧粒分散，痧数较少，说明邪气轻浅，病程较短；若痧色暗红或青黑，痧粒集中或密集成团，并且数目繁多，说明病情重，病程长；若在深部出现包块状或结节状青黑色痧，说明经脉或全息穴区低氧现象严重，病程较长，有的病变部位涉及脏腑。其次，根据出痧部位诊断病变的部位。出痧部位的深浅，可以反应病邪的深浅。如痧出在皮肤表面，说明病情轻浅，邪气在表；出痧的部位深在皮下，或在肌肉筋脉之中，说明病邪在肌肉关节或脏腑。在骨骼凸起部位出现密集成团的青黑色瘀点或瘀斑，多为该处有骨质增生。也可根据出痧的经络、腧穴或全息穴区判断病位。根据背部膀胱经上五脏六腑之腧穴和相应经脉出痧状况，判断经络脏腑之病变。如胃俞出现包块样痧时，即可判断病邪在胃经或胃。

另外，还可根据痧色及形态的变化来判断疾病的转归，如治疗后痧色变浅，痧形状缩小或消失，说明治疗有效，病情向愈。反之，说明病变严重，刮痧未能控制住病情，病情在加重。后一种情况比较少见，一旦发生应引起重视，尽快明确诊断，采用综合治疗。

经络全息刮痧疗法临床应用

1. 头部全息刮痧诊疗

头部刮痧是通过刮拭头部的穴区来调节人体整体机能治疗全身（包括头部）性病症。头部刮痧是将经络学说结合现代医学大脑皮质的功能定位，运用人体全息理论，在其头部与发根部位（头皮）相应的刺激区进行刮拭，以治疗全身疾病。刮拭头部刺激区的定位，大多是将大脑皮质功能区各自在头皮上的投影区，定为不同的刺激区。有一部分刺激区分布在额前，它们和人体的脏腑器官相应，其定位是根据刺激额前某些区域可在躯体相应部位出现感应，并对相应的内脏器官产生一定的治疗作用。

2. 脊背部全息刮痧诊疗

足太阳膀胱经循行于背部第一侧线（距后正中线 1.5 寸），分布有五脏六腑的背俞穴。即肺俞穴、心俞穴、肝俞穴、脾俞穴、胆俞穴、大肠俞穴、小肠俞穴、厥阴俞穴、胃俞穴、膀胱俞穴、三焦俞穴，多用于治疗和诊断相应脏腑的相关病证。另外，传统“华佗夹脊穴”（从第一颈椎到第四骶椎棘突下旁开 0.5 寸），可治疗相应节段的脏腑器官疾病。有人在前人基础上，又发明了椎旁穴全息诊疗，即所有穴位均分布于后正中线旁开 1 寸的侧线上，上自第 4 颈椎棘突下平面起，下至第一骶椎棘突下平面上，其中第 7 颈椎无相应椎旁穴，故双侧共 42 穴。

椎旁穴：

（1）颈旁穴：主治颈部、上肢疾病。
（2）胸旁 1–6：主治肺、胸廓的疾病。
（3）胸旁 7–8：主治肺、胃等疾病。
（4）胸旁 9–12：主治腹腔内脏病。
（5）腰旁 1：主治肠道系统疾病等。
（6）腰旁 2：主治膝关节痛及酸软无力。
（7）腰旁 3–5：主治下肢疾病。
（8）骶旁穴：主治妇科、泌尿系统、下肢疾病。

夹脊穴：

（1）颈1–颈4夹脊穴：主治头部疾病。

（2）颈1–颈7夹脊穴：主治颈肩部位疾病。

（3）颈4–胸1夹脊穴：主治上臂麻木、瘫痪、疼痛等。

（4）颈3–胸9夹脊穴：主治喘、咳嗽、胸痛等病。

（5）胸5–腰4夹脊穴：主治肝炎、胁肋痛、胃痛、呕吐、胆绞痛、胆道蛔虫症等腹腔内脏病。

（6）胸11–腰5夹脊穴：主治腰骶部疾病。

（7）腰2–骶2夹脊穴：主治下肢疾病。

（8）腰1–骶4夹脊穴：主治腰骶部病变与盆腔内脏病。

3. 掌全息

在手背第二掌骨靠近拇指侧有一槽状弧形区域，此处反应敏感，用刮痧板刮压此处，可有酸、麻、胀、痛的感觉。第二掌骨内侧靠近指端（远端）是头穴，靠近腕骨端是足穴，然后在这两穴之间的连线上逐次平分，头穴与足穴的中点是胃穴，胃穴与头穴的中点是肺心穴，胃穴与肺心穴的中点是肝穴。从手背上看，第二掌骨可分为4段，即颈、胸、腰、骶。

另外，还有耳部全息刮痧，足部全息刮痧，手部全息刮痧法等。

人体有病，不一定非要打针吃药，人体本身就有一个“大药库”，能产生治疗各种疾病的“药物”，这就是遍布全身的经络系统。经络系统功能正常，人就健康；经络系统功能减弱，人就会出现亚健康状态，甚至患病。刮痧通过刮拭的按压力刺激肌肤，可以增强经络系统的调控功能而预防和治疗各种疾病。

刮痧选区的经络腧穴基础

1. 十二经脉的概况

十二经脉命名

十二经脉对称地分布在人体左右，每侧都有十二条，所以全身实际是二十四条经脉。

十二经脉分为阴阳两大类，阴经有六、阳经也有六。通过手的经脉叫手经，通过足的经脉叫足经。每经都有固定的联属内脏。这样经脉的名称就综合了手足、阴阳、脏腑的内容而确立下来，如“手太阴肺经”，即是通过手、联属肺的阴经。

十二经脉分布、走向和交接规律

十二经脉分布规律：如一人双手触地取爬行姿势，并仰头面向前方，那么太阳照得着的部位大体是阳经的循行部位，太阳照不着的部位，大体是阴经的循行部位。在头部，足太阳经行头项，足少阳经行头侧，足阳明经行面额。在躯干，足太阳经行后背，足少阳经行两侧，足阳明经及足三阴经行胸腹。在上肢，阳经行伸侧（外侧）、阴经行屈侧（内侧）。在下肢，阳经行于外侧、后侧，阴经行于内侧。而且阳明、太阴经在前缘，少阳、厥阴经在中间，太阳、少阴经在后缘，形成阴阳表里两经两两相对的分布。

十二经脉的走向和交接：手三阴经从胸走手，手三阳经从手走头，足三阳经从头走足，足三阴经从足走腹胸。手之阴阳经交接于手，足之阴阳经交接于足，手足阳经交于头，手足阴经交于胸腹。

十二经脉的表里关系

手足三阴三阳经，通过经别和别络互相沟通，组合成六对表里相合的关系。凡相表里的两经，则在四肢末端交接，分别循行于四肢内外两个侧面的相对应位置，分别属于相表里的两个脏腑，经络相表里和脏腑相表里是一致的。刮痧法中的阴阳对刮原则，就是指对刮相表里的两经。

十二经脉气血流注次序

十二经脉气血的运行是首尾相贯，如环无端的。按照“手太阴肺经—手阳明大肠经—足阳明胃经—足太阴脾经—手少阴心经—手太阳小肠经—足太阳膀胱经—足少阴肾经—手厥阴心包经—手少阳三焦经—足少阳胆经—足厥阴肝经—手太阴肺经”这一流注次序。

2. 任、督二脉的循行和功能

（1）督脉起于胞中，下出会阴，行于人体后正中线，上经头正中线，经头顶、额部、鼻及上唇，终于上唇系带处。有总统率全身阳经的功能。多次和手足三阳经及阳维脉交会，可以调节全身阳经的经气，所以也叫“阳脉之海”。它的分支入脑、属肾，主干行于脊里，因此和脑、髓、肾的功能关系密切。

（2）任脉任脉起于胞中，下出会阴，行于人体前正中线，上行至下颌部，环绕口唇，沿面颊分行至眼眶下。有总任全身阴经的功能，多次和手足三阴经及阴维脉交会，可以调节全身阴经经气，所以也叫“阴脉之海”，而且和女子妊娠有关，因此又有“任主胞胎”的说法。

3. 十二经脉所属脏腑的功能

手足阴经，皆分别和脏相连属；手足阳经，皆分别和腑相连属。脏具有化生和贮藏精气的功能，属阴，其为病多虚证；腑具有传送和消化饮食物、排泄糟粕的功能，属阳，其为病多实证。中医对脏腑的认识，除了和古代的人体解剖知识有关外，主要是从人体内脏的功能角度来进行论述的。

（1）肺。肺属五脏之一，在胸腔，手太阴经和它相连属，在五行属金，和大肠相表里。它的主要生理功能是：主气、司呼吸，主宣发肃降，通调水道，朝百脉而主治节，以辅佐心脏调节气血的运行。肺上通喉咙，外合皮毛，开窍于鼻，在液为涕，在志为忧。

（2）心。心属五脏之一，在胸腔，膈膜之上，手少阴经和它相连属，五行属火，和小肠相表里，起着主宰生命活动的作用。它的主要生理功能：一是主血脉，二是主神志。心开窍于舌，其华在面，在液为汗，在志为喜。

（3）心包。心包也叫心包络，是包在心脏外面的包膜，具有保护心脏的作用，外邪侵袭于心，首先由心包受病，手厥阴经和它相连属，没有五行配属和表里配合的说法。

（4）脾。脾属五脏之一，在中焦膈下，足太阴经和它相连属，在五行属土，和胃相表里，脾胃同属消化系统的主要脏器，是气血化生之源，人体“后天之本”。它的主要生理功能是：主运化水谷稍微和水液，主升清，主统摄血液。脾开窍于口，其华在唇，在液为涎，在体合肌肉，主四肢，在志为思。

（5）肝。肝为五脏之一，在横膈之下，右胁之内，足厥阴经和它相连属，在五行属木，和胆相表里。它的主要生理功能是：主疏泄和主藏血，其主疏泄的功能，对全身气机的畅达、饮食物的消化吸收及情志的调畅皆有重大影响。肝开窍于目，在液为泪，在体主筋，其华在爪，在志为怒。

（6）肾。肾为五脏之一，在腰部脊柱两旁，左右各一，足少阴肾经和它相连属，在五行属水，和膀胱相表里。它的主要生理功能是：藏精，主生长发育和生殖，主水液代谢。由于肾藏有先天之精，为脏腑阴阳之根本，生命之源，故称其为“先天之本”。肾主骨生髓，外荣于发，开窍于耳和二阴，在液为唾，在志为恐和惊。

（7）胆。胆为六腑之一，与肝相连，足少阳经和它相连属，在五行属木，和肝相表里。它的主要生理功能是：贮存和排泄胆汁，胆汁进入小肠，直接有助于饮食物的消化。胆又有主决断的功能。

（8）胃。胃为六腑之一，在上腹部，足阳明经和它相连属，在五行属土，和脾相表里。它的主要生理功能是：接受容纳并腐熟饮食物，其气以降为和，主通降。和脾共称后天之本。

（9）小肠。小肠为六腑之一，上接胃，下通大肠，为一个相当长的管道器官，手太阳经和它相连属，在五行属火，和心相表里。它的主要生理功能是：接受盛容饮食物和消化饮食物，这叫主受盛和化物。还可以分别出水谷精微、水液和食物残渣，这叫泌别清浊。

（10）大肠。大肠为六腑之一，上接小肠、下通肛门，手阳明经和它相连属，在五行属金，和肺相表里。它的主要生理功能是：传化糟粕，也就是将小肠泌别清浊后所剩余的食物残渣，再吸收其多余水分，变化为粪便，排出体外。

（11）膀胱。膀胱为六腑之一，在小腹中央，足太阳经和它相连属，在五行属水，和肾相表里并直接和肾相通。它的主要生理功能是贮尿和排尿。

（12）三焦。三焦为六腑之一，手少阳经和它相连属，但没有五行配属和相表里的脏器。三焦是气升降出入的通道，又是气化的场所，故其功能之一是主持诸气，总司全身气机和气化。三焦还是水液升降出入的道路，有疏通水道，运行水液的作用。横膈以上，心肺头面为上焦，主气的升发和宣散。膈下脐上为中焦，包括脾胃肝胆，为升降的枢纽，气血化生之源。胃以下的部位和脏器，包括小肠、大肠、肾和膀胱等，为下焦，主泌别清浊、排泄糟粕和尿液。后世医家，将肝肾精血、命门原气等也都归属于下焦。

4. 奇经八脉

奇经八脉是任脉、督脉、冲脉、带脉、阴跷脉、阳跷脉、阴维脉、阳维脉的总称。它们与十二正经不同，既不直属脏腑，又无表里配合关系，其循行别道奇行，故称奇经。其功能有二：一是沟通十二经脉之间的联系；二是对十二经气血有蓄积渗灌等调节作用。

任脉，行于腹面正中线，其脉多次与手足三阴及阴维脉交会，能总任一身之阴经，故称“阴脉之海”。任脉起于胞中，与女子妊娠有关，故有“任主胞胎”之说。

督脉，行于背部正中，其脉多次与手足三阳经及阳维脉交会，能总督一身之阳经，故称为“阳脉之海”。督脉行于脊里，上行入脑，并从脊里分出属肾，它与脑、脊髓、肾又有密切联系。

冲脉，上至于头，下至于足，贯穿全身；成为气血的要冲，能调节十二经气血，故称“十二经脉之海”，又称“血海”。同妇女的月经有关。

带脉，起于季胁，斜向下行到带脉穴，绕身一周，如腰带，能约束纵行的诸脉。

阴跷脉、阳跷脉：跷，有轻健跷捷之意。有濡养眼目、司眼睑开合和下肢运动的功能。

阴维脉、阳维脉：维，有维系之意。阴维脉的功能是“维络诸阴”；阳维脉的功能是“维络诸阳”。

5. 十二经别

十二经别是十二正经离、入、出、合的别行部分，是正经别行深入体腔的支脉。十二经别都是从十二经脉的四肢部位别出，阳经经别合于本经，阴经经别合于相表里的阳经。它有三个方面的生理功能：一是加强了十二经脉中相为表里的两条经脉在体内的联系；二是别络对其他络脉有统率作用，加强了人体的内部联系；三是灌注气血濡养全身。

6. 十二经筋

十二经筋是十二经脉之气结聚于筋肉、关节的体系，是十二经脉的外周连属部分。其功能活动有赖于经络气血的濡养，并受十二经脉的调节，故将其划分十二个系统，称为“十二经筋”。经筋的作用主要是约束骨骼，利于关节屈伸活动，以保持人体正常的运动功能。

7. 十五络脉

十二经脉和任督二脉各自别出一络，加上脾之大络，共计十五条，称为十五络，分别以十五络所发出的俞穴命名。其主要作用是加强阴阳、表里经之间在体表的联系。

在十五络脉中，十二经脉的络脉都是从四肢肘、膝以下分出，络于相互表里的阴阳两经之间，从阳走阴或从阴走阳，为十二经在四肢互相传注的纽带。

任脉之络脉分布在腹部，络于冲脉；督脉之络脉分布在背部，除别走太阳之外，并能联络任脉和足少阴经脉；脾之大络分布在侧身部，能总统阴阳诸络。这三者在躯干部发挥其联络作用，从而加强了人体前、后、侧的统一联系。

手太阴络脉

络名：列缺。

部位：在腕后一寸半处。

邻经：别走手阳明经。

循行：从列缺穴分出，起于腕关节上方，通手太阴经直入掌中，散于鱼际。

手少阴络脉

络名：通里。

部位：在腕后一寸处。

邻经：别走手太阳经。

循行：从通里穴分出，别而上行，沿经脉入于心中，向上联系舌根，归属于目系。

手厥阴络脉

络名：内关。

部位：在腕后二寸处。

邻经：合手少阳经。

循行：从内关穴处分出，出于两筋间，沿经上行系于心包络，络于心系。

手阳明络脉

络名：偏历。

部位：在腕后三寸处。

邻经：别入手太阴经。

循行：从偏历穴处分出，别入手太阴，其支向上沿臂至肩盂，上面颊，络于牙齿，分支入耳中合于宗脉（指主要经脉）。

手太阳络脉

络名：支正。

部位：在腕后五寸处。

邻经：内注手少阴经。

循行：从支正穴处分出，向上行至肘，络于肩盂部。

手少阳络脉

络名：外关。

部位：在腕后二寸处。

邻经：合心主（厥阴）。

循行：从外关穴处分出，绕行于臂膊外侧，注于胸中，同厥阴经会合。

足阳明络脉

络名：丰隆。

部位：在足外踝上八寸处。

邻经：别走足太阴经。

循行：从丰隆穴处分出，走向太阴，其支脉沿胫骨外侧向上，络于头顶，与各经脉气相结，复下络于喉咙和咽峡部。

足太阳络脉

络名：飞扬。

部位：足外踝上七寸处。

邻经：别走足少阴经。

循行：从飞扬穴分出，走向足少阴经。

足少阳络脉

络名：光明。

部位：在足外踝上五寸处。

邻经：别走足厥阴经。

循行：从光明穴分出，走向足厥阴，向下联络足背。

足太阴络脉

络名：公孙。

部位：在距第一跖趾关节后方一寸处。

邻经：别走足阳明经。

循行：从公孙穴处分出，走向足阳明经，其支脉入腹腔，联络肠胃。

足少阴络脉

络名：大钟。

部位：在内踝后下方。

邻经：别走足太阳经。

循行：从大钟穴处分出，走向足太阳经。其支脉与本经相并上行，走到心包下，外行通贯腰脊。

足厥阴络脉

络名：蠡沟。

部位：在足内踝上五寸处。

邻经：别走足少阳经。

循行：从蠡沟穴分出，走向足少阳经。其支脉经过胫骨，向上至睾丸，结聚在阴茎处。

任脉之络

络名：鸠尾。

部位：在胸骨剑突下。

邻经：督脉。

循行：从鸠尾穴处分出，自胸骨剑突下行，散布在腹部。

督脉之络

络名：长强。
部位：在尾骨尖下半寸处。
邻经：别走足太阳经。
循行：从长强穴处分出，挟脊柱两旁，上行到项部，散布在头上。下行的络脉，从肩胛部开始，向左右分别走足太阳经，进入脊柱两旁的肌肉。

脾之大络

络名：长包。
部位：渊腑穴下三处。
循行：从大包穴分出，浅出于渊腋穴下三寸处，散布于胸胁部。

掌握了经络，养生便可不费吹灰之力

《黄帝内经》有两部分：一部分叫《素问》，另一部分称《灵枢》。为什么叫“灵枢”？“灵”指神灵。“枢”是枢纽之意。“枢纽”是指重要的部分，事物相互联系的中心环节。灵枢就是神灵的关键，生命的枢纽。

《灵枢》主要讲的是经络，以及针灸、砭石等作用于经络的治疗方法。这说明什么？说明经络是神气与形体相互联系的中心环节，是生命的枢纽，健康的关键。所以，《灵枢》也被称为《针经》。把握住了经络这个生命的枢纽，才能健康，才能长寿。

人体内的经络系统就类似于城市中的下水道，经脉是主干，类似于下水道的主干管道。络脉是分支，类似于下水道里的坑。气血在经络中运行，其中的杂质、污染物、瘀血等相当于下水道中的重着部分，最易堵塞络脉。

中医的很多方法，都是直接作用于人的体表肌肤的，如按摩、艾灸、刮痧、拔罐等。尤其是刮痧、拔罐，不但作用于肌肤，还以出痧的形式，将淤阻在络脉的杂质、污染物、瘀血等从毛细血管中排泄出来，以达到净化血液的作用。

使用过刮痧、拔罐的人都有体会，刮痧、拔罐对疼痛性疾病，如肩周炎、腰腿膝关节疼痛效果非常好，其原因就是刮痧、拔罐能迅速将络脉中的瘀血和代谢产物等废物以出痧的形式排出体外。瘀血等废物一经排出，气血运行就通畅了，人会感觉到轻松、灵便很多。中医讲“痛则不通”“通则不痛”，经络气血不通则会发生疼痛。经络气血通畅，疼痛就会消失。

经络一旦通畅，气血就会快速有效地将营养输送到全身，不仅疼痛会消除，而且“正气存内，邪不可干”，人体的健康状态就有了保证。这跟成语讲的“流水不腐”是一个道理。

打通经络就打开了血液流畅的通道

《调经论》说：“五脏之道，皆出于经隧，以行血气，血气不和，百病乃变化而生，是故守经隧焉。”“调”是调畅，“经”是经脉。亦可说明经脉“决死生，处百病”，治疗疾病都要通过调畅经脉来进行，所以篇名叫“调经论”。

人体内的经络气血一旦不通畅，脏腑组织的代谢废物就无法快速有效地排出体外，代谢废物在体内不能及时有效排出体外就会污染全身，人体就无法保持健康，由此各种各样的疾病随时都可能发生。同时，我们吃再好的补品也没用，因为水谷精微不能被运输到全身脏腑组织以提供营养。

经络的气血通不通是有信号的。比如身体某个地方酸、麻、胀、痛，都可以理解为经络气血不通的信号，它提醒忙碌的人们注意了，你身体某个部位的经络发生阻塞了。

所以，如果感觉到身体酸、麻、胀、痛时，就需要赶快疏通经络，防病于未然。另外一种方法就是在全身刮痧。如果感觉哪条经脉、哪个穴位处出现酸、麻、胀、痛的感觉，就提示要重点刮拭，以便疏通经络，达到防病治病的目的。

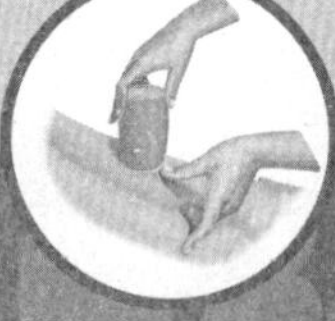

第四章

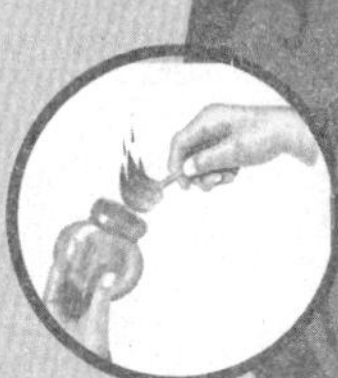

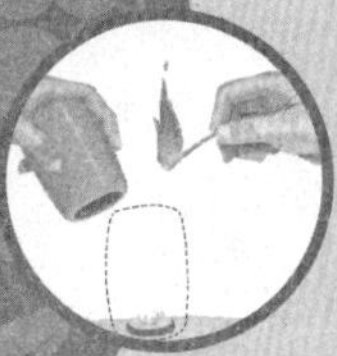

拔罐治百病

第一节 了解拔罐的概念和原理

拔罐是祖国医学遗产之一，东晋名医葛洪、隋唐名医王焘的著作都有相关记载。它与针灸一样，也是一种拥有悠久历史的物理疗法。

拔罐疗法的治病机理

在火罐共性的基础上，不同的拔罐法各有其特殊的作用。如走罐具有与按摩疗法、保健刮痧疗法相似的效应，可以改善皮肤的呼吸和营养，有利于汗腺和皮脂腺的分泌，对关节、肌腱可增强弹性和活动性，促进周围血液循环；可增加肌肉的血流量，增强肌肉的工作能力和耐力，防止肌萎缩；并可加深呼吸，增强胃肠蠕动，兴奋支配腹内器官的神经，增进胃肠等脏器的分泌功能；可加速静脉血管中血液回流，降低大循环阻力，减轻心脏负担，调整肌肉与内脏血液流量及贮备的分布情况。缓慢而轻的手法对神经系统具有镇静作用；急速而重的手法对神经系统具有一定的兴奋作用。

循经走罐还能改善各经功能，有利于经络整体功能的调整。再如药罐法，在罐内负压和温热作用下，局部毛孔、汗腺开放，毛细血管扩张，血液循环加快，药物可更多地被直接吸收，根据用药不同，发挥的药效各异。如对于皮肤病，其药罐法的局部治疗作用就更为明显。水罐法以温经散寒为主；刺络拔罐法以逐瘀化滞、解闭通结为主；针罐结合则因选用的针法不同，可产生多种效应。

1. 疏通经络 行气活血

人体的经络内属于脏腑，外络于肢体，纵横交错，遍布全身将人体内外、脏腑、肢节联络成为一个有机的整体，具有运行气知，沟通机体表里、上下和调节脏腑组织活动的作用。它通过罐体过缘的按压及负压的吸吮，刮熨皮肤，牵拉、挤压浅层肌肉，刺激经络、穴位，循经传感，由此及彼，由表及里，以达到通其经脉，调整气血，平衡阴阳，祛病健身的目的。

2. 双向调节 异病同治

拔罐疗法具有双向的调节作用和独特的功效，在取穴、操作等不变的情况下，可以治疗多种疾病。如：大椎穴刺血拔罐法，既可治疗风寒感冒，又可治疗风热感冒，还可用于内伤发热；既可治疗高血压、头痛等内科疾病，又可用来治疗顽固性荨麻疹、痤疮等皮肤科疾病。许多临床研究都证明，拔罐的双向调节与疾病的好转是一致的。

拔罐疗法的妙用

为什么拔罐有治疗作用呢？拔罐的作用不在于罐体，罐体无论什么样的材质，是陶瓷罐、玻璃罐、竹管，还是银罐、甚至是金罐，其实都是一种器皿，或称之为工具。拔罐的本质是真空的作用，罐体通过抽真空产生负压，吸附在皮肤上，由于负压的作用，把体内的邪气吸出体外，达到治病和祛病的目的。

六淫之邪致病的途径，多由皮肤或口鼻侵入人体，由表入里，由浅入深，损害人体健康。《素问·调经论》又说："风雨之伤人，先客于皮肤，传入于孙脉，孙脉满则传入于络脉，络脉满则输于大经脉，血气与邪并客于分腠之间"，这句话表述的意思非常清晰，六邪首先由皮肤侵入，然后，逐步侵入到孙脉、络脉、再到经脉，由经脉的传导侵入到所属的脏腑。

从致病的途径使我们明确了一个问题，肌肉组织是致病的切入点，发病基本上都在肌组织当中进行的。肌肉布满全身的各个部位，人体的各种肌肉约有 600 多块，占体重的 40% 左右，是人体组织中很重要的一个组成部分。肌肉具有收缩的特性，是运动系统的动力部分，每个肌肉都有一定的形态、构造，支配人体的生理活动。肌肉中除含有孙脉、络脉、经脉以外，还有丰富的血管，淋巴管、神经系统等。这些组织被肌肉紧紧包裹起来，保障这些肌肉中的组织，各司其职，各行其是，畅通无阻的运行，能为人体从事各项生理活动，提供必要的物质保证。当六淫其中的某一种邪气，侵入到一定的肌组织内，首先促使肌纤维收缩异常，造成肌紧张，然后作用于肌组织，气血循环不畅。正因为这种邪气充斥肌肉之间，由于肌肉组织气血运行的障碍，必将压迫肌组织中的血管、淋巴管、神经，以及经脉等气血的运行，造成脏腑功能失调，阴阳失衡，经脉运行不畅。因外侵的风、寒、湿等的性质不同，可在身体一些部位上出现酸、麻、痛、胀等不同表症。火罐疗法，就是要确诊发病的病因，然后，通过罐体抽真空产生的负压，将患病肌肉组织中的邪气排出体外，使肌肉柔软有度，改善受挤压的血管、淋巴管、神经等各个组织器官的工作状态，在瞬间内加快气血循环，提高脏腑功能，使疾病得到治愈。

火罐疗法可独立的实施治疗，同时也可作为辅助疗法从事于临床。因此，火罐疗法和其他各种疗法一样，无论身体患何种疾病，只要病因判断准确，选穴无误，一般来说对于内科、妇科、儿科、软组织损伤等疾病的治疗，都有很好的治疗作用。治疗的作用在于对症，中医和西医，治疗手段依靠的是药物的疗效，选的药都是良药，但没有对症治疗，再好的药物会有什么疗效呢？针灸是传统疗法，不判断发病的病情，只根据患者口述治疗，用针的水平再高又有什么用呢？一切疗法的临床治疗都在于对症，火罐疗法也是一样。

在拔火罐的瞬间，通过罐体抽真空，将危害人体中的邪气，可迅速从体内排出而消除病痛。但拔火罐启罐后，皮肤上会出现的各种颜色，这种色差是病情的一种表象，不完全是时间上的问题。如，紫色为燥暑热毒，出现湿和水疱为湿毒，出现白色为风寒等。火罐疗法是一种特殊的疗法，火罐的这种奇特作用，是由自身特性决定的，在治疗六淫诱发的疾病上，用拔火罐治疗，比任何疗法都来得快捷，是其他各种疗法不可比拟的。

无论采取何种方法治疗，有两个条件是非常重要的。一是正确的判断病因，二是在判断病因的基础上对症治疗。这两个条件缺一不可，是治病取得疗效的本质所在。

拔罐养生常用方法

拔罐养生常用方法主要有：增加活力法、祛除浊气法、疏通经络法等。

1. 增加活力法

取穴：劳宫、涌泉、三阴交、足三里

劳宫穴位于手掌心，是手厥阴心包经的荥穴，回阳九针穴之一，具有振奋阳气，清心泻火，宽胸利气，增加活力的功能，配合涌泉、三阴交、足三里，效果更加明显，经常在此拔罐可使人解除疲劳，保持旺盛的精力，以面对现代社会快节奏，竞争激烈，环境污染日趋严重的生活。

2. 祛除浊气法

取穴：涌泉穴、足三里

涌泉穴位于足心，是足少阴肾经的井穴。肾为“先天之本”，主藏精，包括先天之精及后天之精，又主生长、发育、生殖，是人体的生命之源，肾气充则生长发育正常，精力旺盛，反之则生长发育迟缓，精力不足。肾为主水之脏，肾的生理功能异常则水液代谢出现障碍，人体就会出现湿毒侵袭的现象，湿邪重着粘腻，易趋于下，不易排出，常阻塞经络气血，引发其他各种疾病。涌泉穴经常拔罐可以及时祛除体内的湿毒浊气，疏通肾经，使经络气血通畅，肾脏功能正常，肾气旺盛。配伍足三里更可使人体精力充沛，进而延缓衰老，体质健康。

3. 疏通经络法

（1）任、督二脉透罐法。

任、督二脉透罐法是对传统腹背阴阳配穴法的继承和发展，任脉为阴脉之海，督脉为阳脉之海。在任、督两脉透罐可以通透全身的阴经与阳经，起到疏通经络，平衡阴阳，对人体五脏六腑均有防病治病的作用。

（2）背俞穴及华佗夹脊穴。

背俞穴及华佗夹脊穴纵贯整个颈背腰部，五脏六腑之经气均在此流通。现代医学证明背俞穴及华佗夹脊穴位于人体脊髓神经根及动、静脉丛附近，在这两处俞穴用走罐之法，可以疏通五脏六腑之经气，调整全身气血经络的协调，增强机体的抗病能力。现在背俞穴及华佗夹脊穴走罐已经成为人们最常用的保健方法。尤其对颈椎病，腰椎病更可以收到明显的疗效。

4. 培补元气法

取穴：关元、气海、命门、肾俞

关元与气海穴皆为任脉之要穴，气海者元气之海也，关元为任脉与足三阴经交会穴，二穴自古以来就是保健强身的要穴。命门，顾名思义为“生命之门户也”，为真气出入之所，肾俞为肾之要穴，经常拔这四个穴位，可以培补元气，益肾固精，达到强身健体，延年益寿的目的。

5. 调补精血法

取穴：三阴交、气海、肾俞、心俞

三阴交是足太阴脾，足少阴肾，足厥阴肝三条阴经的交会穴。肾为先天之本，主藏精，“精血同源”。脾为后天之本，气血生化之源，二者相互滋生，精血才能充盈。肝主藏血，可以调节人体流动血量，全身血脉都归心所主，气又为血之帅，故常拔三阴交可调补肝、脾、肾三经的气血，配以肾俞、心俞、气海可使先天之精旺盛，后天气血充足，从而达到健康长寿之目的。

6. 预防呼吸道疾病

取穴：天突、肺俞、风门

呼吸系统疾病多是由于风寒之邪侵袭而致，肺为娇脏，最易受邪。天突位于任脉，与阴维脉交会，现代医学报道刺激天突穴可以明显降低呼吸道阻力；肺俞为肺之要穴，风门为外邪出入之门户，故这三个穴位有着理肺止咳，祛风除邪，调畅气机的作用，经常拔罐能够预防呼吸系统疾病。

7. 预防心血管疾病

取穴：内关、心俞、肝俞、肾俞

内关为手厥阴心包经络穴，八脉交会穴之一，通阴维脉，具有宁心安神，宽胸利气的作用。心包乃心之外围，具有保护心脏，代心受邪的作用。心俞为心脏之要穴，肝藏血，肾藏精，肝肾同源，二者都和人体心血管系统有着密切联系，故经常在内关、心俞、肝俞、肾俞上拔罐可以有效预防心血管疾病的发生。

8. 预防胃肠道疾病

取穴：足三里、脾俞、胃俞、中脘

足三里是人体极为重要的保健穴位，对于脾胃功能具有良好的双向调节作用，脾俞、胃俞为脾、胃二脏的背俞穴，中脘为胃之募穴，在这几个穴位拔罐可以有效地调节脾胃功能，预防胃肠道疾病的发生。

第二节 拔罐前必须了解这些事

拔罐的用具是什么？如何选“罐”最为适宜？它还需要什么辅助工具吗？在拔罐之前，这些都是十分重要的问题。一定要好好了解“拔”的是什么“罐”，以及拔罐都有哪些原则和注意事项，才能使拔罐过程更加顺利。

选择拔罐器具的原则

（1）罐口宽阔，便于操作。

选择火罐时，一定要选择罐口较宽的，以免在操作中形成阻碍，但应注意罐口的直径不应大于罐体，以免造成吸附力过小。

（2）边缘平滑圆润。

拔罐疗法是以罐体与皮肤之间形成一个完整的密闭系统，形成负压的吸引力刺激皮肤或穴位的一种疗法，因此皮肤要与罐口形成紧密结合，选择边缘平滑圆润的物体，可以避免划伤皮肤。

（3）便于观察，便于操作。

罐体的选择应使其在操作过程中，便于观察吸附的情况，并根据患者的反应随时调整其吸拔的时间，作用力的大小等。

拔罐的几大辅助工具

（1）燃料。

酒精是拔罐过程中经常要用的燃料。拔罐时，一般要选用浓度为75%~95%的酒精，如果身边没有酒精，可用度数稍高的白酒代替。

（2）消毒用品。

拔罐前要准备一些消毒清洁用品对器具和拔罐部位进行消毒，比如棉签或酒精脱脂棉球；此外，拔罐时还可用以燃火、排气。

（3）针具。

常用的润滑剂一般包括凡士林、植物油、石蜡油等。还有一些润滑剂是具有药用疗效的，如红花油、松节油、按摩乳等，具有活血止痛、消毒杀菌的功效。

（4）润滑剂。

在拔罐治疗过程中，有时会用到针罐、刺血罐、抽气罐，所以，操作者还需要备用三棱针、皮肤针、注射器、针头小眉刀、粗毫针、陶瓷片、滚刺筒等针具。其中，最常用的就是三棱针和皮肤针。

拔罐的方法与过程

1. 准备

（1）仔细检查病人，以确定是否有适应证，有无禁忌。根据病情，确定处方。

（2）检查应用的药品、器材是否齐备，然后一一擦净，按次序排置好。

（3）对患者说明施术过程，解除其恐惧心理，增强其治疗信心。

2. 患者体位

病人的体位正确与否，关系着拔罐的效果。正确体位应使病人感到舒适，肌肉能够放松，施术部位可以充分暴露。一般采用的体位有以下几种：

仰卧位。患者自然平躺于床上，上肢平摆于身体两侧。此位有利于拔治胸、腹，双侧上肢、下肢前侧及头面部和胁肋部等处。

俯卧位。患者俯卧于床上，两臂顺平摆于身体两侧，颌下垫一薄枕。此体位有利于拔治背部、腰部、臀部、双下肢后侧、颈部等处。

侧卧位。患者侧卧于床上，同侧的下肢屈曲，对侧的腿自然伸直（如取左侧卧位，则左侧腿屈曲、右侧腿自然伸直），双上肢屈曲放于身体的前侧，此位有利于拔治肩、臂、下肢外侧等处。

坐位。患者倒骑于带靠背椅子上，双上肢自然重叠，抱于椅背上。此位有利于拔治颈、肩、背、双上肢和双下肢等处。

3. 选罐

根据部位的面积大小，患者体质强弱，以及病情而选，用大小适宜的火罐或竹罐及其他罐具等。

4. 擦洗消毒

在选好的治疗部位上，先用毛巾浸开水洗净患部，再以干纱布擦干，为防止发生烫伤，一般不用酒精或碘酒消毒。如因治疗需要，必须在有毛发的地方或毛发附近拔罐时，为防止引火烧伤皮肤或造成感染，应行剃毛。

5. 温罐

冬季或深秋、初春，天气寒冷，拔罐前为避免患者有寒冷感，可预先将罐放在火上燎烤。温罐时要注意只烤烘底部，不可烤其口部，以防过热造成烫伤。温罐时间，以罐子不凉和皮肤温度相等，或稍高于体温为宜。

6. 施术

首先将选好的部位显露出来，术者靠近患者身边，顺手（或左或右手）执罐按不同方法扣上。一般有如下两种排序。

（1）密排法：罐与罐之间的距离不超过 1 寸。用于身体强壮且有疼痛症状者。有镇静，止痛消炎之功，又称“刺激法”。

（2）疏排法：罐与罐之间的距离相隔 1~2 寸。用于身体衰弱、肢体麻木、酸软无力者。又称“弱刺激法”。

7. 询问

火罐拔上后，应不断询问患者有何感觉（假如用玻璃罐，还要观察罐内皮肤反映情况），如果罐吸力过大，产生疼痛即应放入少量空气。方法是用左手拿住罐体稍倾斜，以右手指按压对侧的皮肤，使之形成一微小的空隙，使空气徐徐进入，到一定程度时停止放气，重新扣好。拔罐后病人如感到吸着无力，可起下来再拔 1 次。

掌握拔罐的适当时间

拔罐疗法的时间控制和掌握主要应以“辨证和辨病”为指导原则。

1. 辨证

主要是遵循：实者泻之——不留罐法；虚者补之——留罐法；平补者平泻之——闪罐法。

不留罐法是指火罐吸附于体表之后，立即取下，且不再进行拔罐。

留罐法是指火罐吸附于人体之后，留置3~5分钟（称为短留罐）或5~10分钟（称为长留罐）。

闪罐法亦称闪火拔罐法，是指将点火棒点燃迅速递入罐中后，立即取出，将火罐吸附于施术部位，再将火罐取下；再将火罐吸附于施术部位，再取下。如此反复，直至局部皮肤红润为度。闪罐法可以单用一只罐进行小面积操作，如在神阙穴；也可多罐相互交替大面积操作，如在腰背部、下肢部等部位。单罐闪罐法操作时要注意：火罐在使用一段时间后，罐具温度会增高，应及时予以更换，以免烫伤患者皮肤。

2. 辨病

【辨病情的轻重缓急】

（1）病情轻，慢性发作者，治疗时间可短；病情重，急性发作者，时间则要长。

（2）病情轻、病程急的患者，治疗的时间相对长；病情重、病程缓的患者，治疗的间隔时间相对短。

【辨病位】

（1）面部，一般不拔罐。因为面部毛细血管丰富，容易留下紫痕而影响美观，甚至烫伤造成毁容。

（2）胸部，不留罐为好。

（3）腹部，宜用闪罐法。

（4）颈肩上肢部，可根据需要采用留罐法。

（5）腰背部、臀部及下肢部，宜用留罐法。

【辨病人的具体情况】

（1）年事高，体质差的病人治疗时间宜短，间隔治疗时间宜长；年轻、体质好的病人治疗时间可稍长，间隔治疗时间可短些。

（2）某些特殊人群不宜采用拔罐治疗。如一些凝血机制差、孕产妇、某些重症或患有传染性疾病、皮肤病病人以及醉酒、过饥、过饱、情志不宁等病人。

拔罐的注意事项

（1）拔罐时，室内需保持20℃以上的温度。最好在避风向阳处。

（2）患者以俯卧位为主，充分露出施术部位。

（3）拔罐时的吸附力过大时，可按挤一侧罐口过缘的皮肤，稍放一点空气进入罐中。初闪拔罐者或年老体弱者，宜用中、小号罐具。

（4）拔罐顺序应从上到下，罐的型号则应上小下大。

（5）一般病情轻或有感觉障碍（如下肢麻木者）拔罐时间要短。病情重、病程长、病灶深及疼痛较剧者，拔罐时间可稍长，吸附力稍大。

（6）针刺或刺血拔罐时，若用火力排气，须持消毒部位酒精完全挥发后方可拔罐。否则易灼伤皮肤。

（7）留针拔罐时，要防止肌肉牵拉而造成弯针或折针，发现后要及时起罐，拔出针具。

（8）拔罐期间应密切观察患者的反应，若出现头晕恶心呕吐、面色苍白、出冷汗、四肢发凉等症状，甚至血压下降、呼吸困难等情况，应及时取下罐具，将患者仰卧位平放，垫高头部，轻者可给予少量温开水，重者针刺人中、合谷。必要时，可用尼可刹米每次0.5克，肌注射或静注；或用咖啡因2毫升肌注。

（9）拔罐时间过长或吸力过大而出现水疱时，可涂龙胆紫，覆盖纱布固定。如果水疱较大，可用注射器抽出疱内液体，然后用利凡诺纱布外敷固定。

患者在过饥、过饱、过劳、过渴、高热、高度水肿、高度神经质、皮肤高度过敏、皮肤破损、皮肤弹性极差、严重皮肤病、肿瘤、血友病、活动性肺结核、月经期、孕期等情况下，均应禁用或慎用拔罐。

拔罐的适用人群

拔罐的适应人群主要是患有如下疾病的人：内科疾病、外科疾病、骨科疾病、儿科疾病等。

（1）内科疾病：感冒、咳嗽、肺痈、哮喘、心悸、不寐、多寐、健忘、百合病、胃脘痛、呕吐、反胃、呃逆、痞满、泄泻、便秘、腹痛、胃下垂、饮证、痿证、眩晕、胁痛、郁证、水肿、淋证、癃闭、遗尿、遗精、阳痿、男性不育、阳强、风温、暑湿，秋燥。

（2）外科疾病：红丝疔、丹毒、有头疽、疖病、乳痈、脱肛、急性阑尾炎、急性胆绞痛、急性胰腺炎、急性输尿管结石。

（3）骨科疾病：落枕、颈椎病、腰椎间盘突出症、腰椎管狭窄症、腰肌劳损、急性腰扭伤、肩关节周围炎、颈肩纤维织炎、肱骨外上髁炎、坐骨神经痛、股外侧皮神经炎、肋软骨炎、肋间神经痛、类风湿性骨关节炎等。

（4）妇科疾病：经行先期、经行后期、经行先后无定期、月经过多、月经过少、经闭、痛经、白带、黄带、赤带、妊娠呕吐、产后缺乳、产后腹痛、人工流产综合征、脏躁、阴挺、阴吹、阴痒、不孕症、产后大便困难、产后发热等。

（5）儿科疾病：小儿发热、小儿呕吐、小儿泄泻、小儿厌食、小儿夜啼、小儿遗尿、百日咳、腮腺炎等。

（6）皮肤科疾病：缠腰火丹、银屑病、牛皮癣、斑秃、湿疹、瘾疹、风瘙痒、漆疮、疥疮、蛇皮癣、皮痹、白癜风等。

（7）五官科疾病：针眼、睑弦赤烂、流泪症、沙眼、目痒、目赤肿痛、目翳、远视、近视、视神经萎缩、鼻塞、鼻渊、鼻衄、咽喉肿痛、乳蛾、口疮、牙痛、下颌关节紊乱症。

拔罐中遇到异常反应怎么办

拔罐的正常反应是：不论采用何种方法将罐吸附于施治部位，由于罐内的负压吸拔作用，局部组织可隆起于罐口平面以上，病人觉得局部有牵拉发胀感，或感到发热、发紧、凉气外出、温暖、舒适等，这都是正常现象。起罐后，走罐后，治疗部位出现潮红或紫红、或紫红色疹点等，均属拔罐疗法的治疗效应，待1至数天后，可自行恢复，毋需作任何处理。

拔罐的异常反应是：拔罐后如果患者感到异常，有烧灼感，则应立即拿掉火罐，并检查有无烫伤，患者是否过度紧张，或医者手法是否有误，或是否罐子吸力过大等。根据具体情况予处理。如此处不宜再行拔罐，可另选其他部位。如在拔罐过程中，患者感觉头晕、恶心、目眩、心悸、继则面色苍白、冷汗出、四肢厥逆、血压下降、脉搏微弱，甚至突然意识丧失，出现晕厥时（晕罐），应及时取下罐具，使患者平躺，取头低脚高体位。轻者喝些开水，静卧片刻即可恢复。重者可用卧龙散或通关散吹入鼻内，连吹2~3管，待打喷嚏数次后，神志即可清。或针刺百会、人中、中冲、少商、合谷等穴；必要时注射可拉明、安息香酸钠、咖啡因等中枢兴奋剂。

第三节　拔罐的取穴原则和操作方法

掌握了拔罐的理论，就要进一步了解拔罐的取穴原则和操作方法了。拔罐常用的穴位有很多，胸腹部腧穴有膻中、巨阙等，背部腧穴有大椎、身柱等。对于不同的病症找准穴位，能使治疗过程更加顺利。

拔罐常用穴及其位置

1. 膻中

位置：在胸骨上，当两乳头之中间取穴。

解剖：在胸骨上，相当第五胸肋关节之间，有胸廓（乳房）内动、静脉的前穿支。布有第四肋间神经前皮支的内侧支（内部为心包及心）。

2. 巨阙

位置：前正中线，胸骨剑突下，脐上 6 寸处。

解剖：在腹白线中，有腹壁上动、静脉分支，布有第七肋间神经前皮支的内侧支。

3. 上脘

位置：前正中线，脐上 5 寸。

解剖：在腹白线中，有腹壁上动、静脉分支。布有第七肋间的神经分支。

4. 中脘

位置：前正中线，脐上 4 寸。

5. 下脘

位置：腹正中线，脐上 2 寸。

解剖：在腹白线中，有腹壁上动、静脉。布有肋间神经前皮支的内侧支。

6. 气海

位置：前正中线，脐下 1.5 寸。

解剖：在腹白线中，有腹壁浅动、静脉分支急腹壁下动、静脉分支。布有第十一肋间神经前皮支的内侧支（内部胃小肠）。

7. 关元

位置：前正中线，脐下 3 寸。

解剖：在腹白线中，有腹壁浅急腹壁下动、静脉分支。布有第十二肋间神经前皮支的内侧支（内部为小肠）。

8. 中极

位置：前正中线，脐下 4 寸。

解剖：在腹白线中，有腹壁浅动、静脉分支极腹壁下动、静脉分支，布有腹壁下神经分支（内部为乙状结肠）。

9. 梁门

位置：脐上 4 寸，距正中线旁开 2 寸。

解剖：当腹直肌及其鞘处，深层为腹横筋膜。有第七肋间动、静脉之支及腹壁上动、静脉。布有第八肋间神经处（右侧深部是肝大缘、胃幽门部）。

10. 天枢

位置：平脐旁开 2 寸。

解剖：当腹直肌及其鞘部，布有第九肋间动、静脉及腹壁下动、静脉分支。布有第十肋间神经分支（内部为小肠）。

11. 水道

位置：脐下 3 寸，中线旁开 2 寸。

解剖：当腹直肌及其鞘处。有第十二肋间动、静脉分支，外侧为腹壁下动脉、静脉。布有第十二肋间神经（内部为小肠）。

12. 膺窗

位置：乳线上第三肋间，距中线旁开 4 寸。

解剖：在第三、四肋之间，胸大肌中，深部为肋间肌，有肋间动、静脉。布有胸前神经和肋间神经（内部为肺脏）。

13. 中府

位置：锁骨外端下约 1 寸处。

解剖：当胸大、小肌处，深部为第一肋间内、外肌。上外侧有腋动、静脉，胸肩峰动、静脉。布有锁骨上神经中间支、胸前神经的分支及第一肋间神经。

14. 天突

位置：在胸骨切迹上缘正中上 0.5 寸凹陷处。

解剖：在胸骨颈切迹之中央，当左右胸锁乳突肌之中间，深部有胸骨舌骨肌，胸骨甲状肌，有颈前皮神经分支，深部有气管。

15. 缺盆

位置：在锁骨中点上凹陷中，直对乳头。

解剖：在锁骨中点上方，胸锁乳突肌止点之外侧，对应臂丛，锁骨上神经部皮肤感觉。

16. 乳根

位置：乳头下 1.6 寸处，相当于第六肋间。

解剖：当第五肋间，在第五肋间动、静脉及第五肋间神经支，深部是肺、胸大肌下缘。

17. 华盖

位置：胸骨正中线上，平第一肋间。

解剖：皮肤、肌肉、深部为胸骨柄。

18. 大椎

位置：在第七颈椎与第一胸椎棘突间正中处。

解剖：在棘上韧带与棘间韧带中，有棘突间皮肤静脉丛，布有第八颈神经后支内侧支。

19. 身柱

位置：在第三胸椎与第四胸椎之间。

解剖：在棘上韧带与棘间韧带中，为第三肋间动、静脉，布有第三胸神经。

20. 神道

位置：在第五胸椎和第六胸椎棘突之间。

解剖：在第五、六胸椎棘突之间，斜方肌及大菱形肌其始部，有肋间动、静脉后支；布有第五胸神经后支之内侧支。

21. 灵台

位置：在第六胸椎和第七胸椎棘突之间。

解剖：在棘上韧带及棘间韧带中，为第六肋间动脉后支及棘突间皮下静脉丛分布。布有第六胸神经后支之内侧支。

22. 至阳

位置：第七胸椎与第八胸椎棘突之间。

解剖：在棘上韧带和棘间韧带中，有第七肋间动脉后支、棘间皮下静脉丛分布。布有第七胸神经后支内侧支。

23. 筋缩

位置：在第九胸椎和第十胸椎棘突之间。

解剖：在棘上韧带和棘间韧带中。有肋间动脉后支。布有胸神经后支。

24. 命门

位置：在第二腰椎与第三腰椎棘突之间。

解剖：有腰背筋膜、棘上韧带及棘间韧带等。有腰动脉后支及棘突间皮下静脉丛。布有腰神经后支内侧支。

25. 阳关

位置：在第四腰椎与第五腰椎棘突之间。

解剖：有腰背筋膜、棘上韧带及棘间韧带。有腰动、静脉后支，棘突间皮下静脉丛。布有腰神经后支内侧支。

26. 八髎

位置：上、次、中、下髎左右共 8 个穴合称八髎。上髎在第一骶骨孔中；次髎在第二骶骨孔中；中髎在第三骶骨孔中；下髎在第四骶骨孔中。

解剖：在骶脊肌及臀大肌起部，第一至四骶骨孔处，有第一至四骶神经后支及其伴行的动、静脉。

27. 大杼

位置：第一胸椎棘突下旁开 1.5 寸处。

解剖：有斜方肌、菱形肌、上后锯肌、最深层为最长肌。在第一肋间动、静脉后支外侧有胸神经后支内侧支，深层为第一胸神经后支外侧支。

28. 风门

位置：第二胸椎棘突下旁开 1.5 寸。

解剖：有斜方肌、菱形肌、上后锯肌；有第二肋间动、静脉后支的内侧支。布有第二胸神经后支、内支皮支，深层为第二胸神经内支外侧支。

29. 肺俞

位置：第三胸椎棘突下旁开 1.5 寸。

解剖：有斜方肌、菱形肌、深层为最长肌。有第三肋间动、静脉后支的内侧支。布有第三胸神经后支的内侧支、深层为第三胸神经后支的外侧支。

30. 厥阴俞

位置：第四胸椎棘突下旁开 1.5 寸。

解剖：有斜方肌、菱形肌、深层为最长肌。布有第四肋间动、静脉后支的内侧支。正为第四胸神经后支的内侧支，深层为第四胸神经后支的外侧支。

31. 督俞

位置：第六胸椎棘突下旁开 1.5 寸处。

解剖：有斜方肌、背阔肌肌腱、最长肌。有第六肋间动、静脉后支的内侧支，深层为第六胸神经后支的外侧支。

32. 膈俞

位置：第七胸椎棘突下旁开 1.5 寸处。

解剖：在斜方肌下缘，有背阔肌、最长肌。有第七肋间动、静脉后支的内侧支。布有第七胸神经后支内侧支，深层为第七胸神经后支外侧支。

33. 肝俞

位置：在第九胸椎棘突下旁开 1.5 寸处。

解剖：在背阔肌最长肌和髂肋肌之间。有第九肋间动、静脉后支的内侧支。布有第九胸神经后支内侧支，深层为第九胸神经后支外侧支。

34. 胆俞

位置：第十胸椎棘突下旁开 1.5 寸处。

解剖：在背阔肌、最长肌和髂肋肌之间。有第十肋间动、静脉后支的内侧支。布有第十胸神经后支内侧支，深层为第十胸神经后支外侧支。

35. 脾俞

位置：在第十一胸椎棘突下旁开 1.5 寸处。

解剖：在背阔肌、最长肌、髂肋肌之间。有第十一肋间动、静脉后支的内侧支。布有第十一胸神经后支内侧支，深层为第十一胸神经外侧支。

36. 胃俞

位置：第十二胸椎棘突下旁开 1.5 寸处。

解剖：在腰背筋膜、最长肌和髂肋肌之间。有肋下动、静脉后支的内侧支。布有第十二胸神经后支内侧支，深层为第十二胸神经后支外侧支。

37. 三焦俞

位置：第一腰椎棘突下旁开 1.5 寸处。

解剖：有腰背筋膜、最长肌和髂肋肌之间。有第一腰动、静脉后支的内侧支。布有第十胸神经后支内侧支，深层为第一腰神经后支外侧支。

38. 肾俞

位置：第二腰椎急突下旁开 1.5 寸处。

解剖：有腰背筋膜、最长肌、髂肋肌之间。有第二腰动、静脉后支外侧支。布有第一腰神经后支的内侧支，深层为第一腰神经后支外侧支。

39. 气海俞

位置：第三腰椎急突下旁开 1.5 寸处。

解剖：在腰背筋膜、最长肌、髂肋肌之间。有第三腰动、静脉后支。布有第二腰神经后支内侧支，深层为第一腰神经后支外侧支。

40. 大肠俞

位置：第四腰椎棘突下旁开 1.5 寸处。

解剖：在腰背筋膜、最长肌和髂肋肌之间。有第四腰动、静脉后支。布有第三腰神经的后支。

41. 关元俞

位置：第五腰椎棘突下旁开 1.5 寸处。

解剖：有骶棘肌，有第五腰动、静脉后支，布有第五腰神经的后支。

42. 膀胱俞

位置：平第二骶后孔，骨正中线旁开 1.5 寸处。

解剖：在骶棘肌起部和臀大肌起始部之间。有骶外侧动、静脉的后支的外侧支。布有第一、二骶神经后支外侧支，并有交通支与第一骶神经交通。

43. 白环俞

位置：平骶骨孔，背正中线旁开 1.5 寸处。

解剖：在臀大肌、骶结节韧带下内缘。有臀下动、静脉，深层为阴部内动、静脉。布有臀下神经，其深层为阴部神经。

44. 肩中俞

位置：第七颈椎棘突下旁开 2 寸处。

解剖：在第一胸椎横突端，表层为斜方肌，深层为提肩胛肌。有颈横动、静脉。布有胸神经后支内侧支、肩胛背神经和副神经。

45. 肩外俞

位置：第一胸椎棘突下，距中线旁开 3 寸处。

解剖：有肩胛骨内侧角，表层为斜方肌，深层为提肩胛肌和小菱形肌。有颈横动、静脉。布有第六、七颈神经后支、肩胛背神经和副神经。

46. 阳纲

位置：在第十胸椎棘突下旁开 3 寸处。

解剖：在第十、十一胸椎棘突间的外方，背阔肌中。有肋肩动、静脉后支。布有胸神经后支。

47. 天髎

位置：在肩井穴下约 1 寸处。

解剖：在肩胛骨的上部岗上窝中，表层为斜方肌，深层为岗上肌。有肩胛上动、静脉。布有锁骨上神经和副神经。

48. 肩贞

位置：在腋缝尽端上 1 寸处。

解剖：在肩胛骨后下方，肩胛骨外下缘，三角肌后缘，下层是大圆肌。有旋肱后动脉。深部有腋神经，浅部有臂背侧、内侧皮神经及肋间神经外侧皮支。

49. 肩髃

位置：三角肌上部的中点，肩峰与肱骨大结节之间，肩平举时凹陷处。

解剖：在肩峰与肱骨大结节，三角肌上部中央。有旋肱后动、静脉。布有锁骨上神经及腋神经。

50. 期门

位置：乳头正下方，肋骨边缘。

解剖：在第九肋软骨附着部下缘，浅层为腹外斜肌，中层为腹内斜肌，深层为腹横肌。有腹壁上动、静脉。布有肋间神经外侧皮支。

51. 日月

位置：期门穴下 5 分处。

解剖：在第九肋软骨下，腹外斜肌中。有腹壁上动、静脉。布有肋间神经外侧皮支。

52. 京门

位置：在第十二肋软骨尖端。

解剖：在第十二肋软骨尖端，腹外斜肌和腹内斜肌中。有腹壁上动、静脉之分支。布有肋间神经。

53. 髂凹

位置：在髂前上棘后凹陷中。

效能：舒筋落，强腰腿。

54. 翳外

位置：以棘中、髂凹为底边的等边三角形之顶点处。

解剖：有臀中肌的中点，由臀上神经支配该处肌肉，臀上皮神经同皮肤感觉。

55. 髀关

位置：髂前上肌直下，平会阴部。

解剖：在股骨大转子的前下方，缝匠肌和张阔筋膜肌之间，深层为旋股外侧动、静脉分支。布有旋外侧皮神经。

56. 伏兔

位置：髌骨外上缘直上 6 寸处。

解剖：在股骨前外侧，股直肌的肌腹中。有旋股外侧动、静脉分支。布有股前皮神经，当股外侧皮神经处。

57. 鹤顶

位置：在髌骨上缘正中。

解剖：在髌骨上缘，股四头肌腱中。有膝关节动、静脉网。布有股神经前皮支。

58. 秩边

位置：第四骶椎棘突旁开 3 寸处。

解剖：有臀大肌下缘。正当臀下动、静脉。深层当臀下神经及股下皮神经。外侧为坐骨神经。

59. 殷门

位置：大腿后侧正中部。

解剖：在股骨后面的中央部，办腱肌中。外侧为股深动、静脉第三穿之。布有股后皮神经，深层正当坐骨神经。

60. 居髎

位置：在髂前上棘与股骨大转子最高点连线中点。

解剖：在阔筋膜前缘，深层为腹外侧肌。有旋髂浅动、静脉分支及旋股外侧动、静脉升支。当股外侧皮神经处。

61. 风市

位置：在大腿外侧中线，膑骨外上 7 寸。或直立时手臂下垂，中指尖所点处。

解剖：在阔筋膜下，股外侧肌中。有旋股外侧动、静脉肌支。布有股外侧皮神经、股神经皮支。

62. 环跳

位置：在股骨大转子最高点与骶骨裂孔连线的外 1/3 与内 2/3 交界处。

解剖：在臀大肌、梨状肌下缘。内侧为臀下动、静脉。布有臀下皮神经、臀下神经，深层正当坐骨神经。

拔罐的取穴原则

1. 就近拔罐

即在病痛处拔罐。这是由于病痛之所以出现，是因为局部经络功能之失调，如经气不通所致。在病痛处拔罐，就可以调整经络功能，使经气通畅，通则不痛，从而达到治疗疾病的目的。

2. 远端拔罐

就是在远端病痛处拔罐。这远端部位的选择是以经络循环为依据，刺激经过病变部位经络的远端或疼痛所属内脏的经络的远端，以调整经气，治疗疾病。如牙痛拔合谷，胃腹疼痛拔足三里，颈椎疼痛拔足三里等。

3. 特殊部位拔罐

某些穴位具有特殊的治疗作用。因此，根据病变特点来选择拔吸部位。如：大椎，曲池，外关等有退热作用。如治疗发热时，可以在上述部位处拔罐。内关对心脏有双向调节作用，如心跳过缓，过急可以选择此穴。

4. 中间结合，强调脊椎

（1）颈椎部是指颈椎到胸椎的部位，主要治疗头部、颈部、肩部、上肢及手部的病变和功能异常。如头晕、头痛、颈椎病、落枕、肩周炎、手臂肘腕疼痛等。

（2）胸椎上部是指第一胸椎到第六胸椎的部位，主要治疗心、肺、气管、胸廓的病变。如心悸、胸闷、气短、咳喘、胸痛等病症。

（3）胸椎下部是指第七胸椎到第十二胸椎的部位，主要治疗肝，胆，脾，肠等器官的痛症。如肝区胀痛，胆囊炎，消化不良，急慢性胃炎，肠炎，腹痛，便秘等病症。

（4）腰椎部是指腰椎以下的腰椎部，主要治疗肾、膀胱、生殖系统、腰部、臀部、下肢各部位的病变。如肾炎、膀胱炎、痛经、带下、阳痿、腰椎增生、椎间盘带脱出、坐骨神经痛、下肢麻痹、瘫痪、疼痛等病症。

【拔罐疗法必选俞穴】

（1）全身疾病：大椎，身柱。

（2）下半身疾病：命门。

（3）呼吸系统：风门，肺俞，脾俞，中府等。

（4）循环系统：心俞，肾俞，肝俞，脾俞，神道。

（5）消化系统：膈俞，肝俞，脾俞，胃俞，中脘，上脘，三焦俞，大肠俞，天枢，关元，胆俞，阿是穴。

（6）泌尿系统：肝俞，脾俞，肾俞，膀胱俞，中极，关元。

（7）内分泌系统：肺俞，心俞，肝俞，脾俞，肾俞，中脘，关元。

（8）神经系统：心俞，厥阴俞，肝俞，脾俞，肾俞。

（9）脑血管：心俞，厥阴俞，肝俞，脾俞。

（10）运动系统：肩髃，肩贞，肩中俞，肩外俞，环跳，阿是穴。

（11）五官及皮肤系统：风门，肺俞，肝俞，阿是穴。

拔罐疗法必选腧穴

拔罐疗法，是属于祖国传统医学外治方法的一种。因此，是以中医辩证论治为依据，以经络为基础，结合现代医学理论，少而精地选取相应腧穴。现将必选腧穴叙述如下。

1. 全身肌病

必选腧穴：大椎、身柱。

2. 下半身疾病

必选腧穴：命门。

3. 呼吸系统疾病

必选腧穴：风门、肺俞、脾俞、中府、膻中。

4. 循环系统疾病

必选腧穴：心俞、厥阴俞、督俞、肝俞、脾俞、神道、灵台、巨阙。

5. 胃病

必选腧穴：膈俞、肝俞、脾俞、胃俞、中脘、上脘。

6. 肠道病

必选腧穴：脾俞、三焦俞、大肠俞、天枢、关元。

7. 肝胆疾病

必选腧穴：肝俞、胆俞、脾俞、中皖、至阳、期门、阿是穴。

8. 泌尿生殖系统疾病

必选腧穴：肝俞、脾俞、肾俞、膀胱俞、八髎、关元、中极。

9. 内分泌系统疾病

必选腧穴：肺俞、心俞、肝俞、脾俞、肾俞、中脘、关元。

10. 神经系统疾病

必选腧穴：心俞、厥阴俞、神道、灵台、肝俞、脾俞、肾俞。

11. 脑血管疾病

必选腧穴：心俞、厥阴俞、肝俞、脾俞、神道、灵台。

12. 运动系统疾病

必选腧穴：上肢范围：肩髃、肩贞、肩中俞、肩外俞、阿是穴。
下肢范围：肾俞、八髎、秩边、环跳、殷门、伏兔、风市、阿是穴。
腰部疾患：命门、肾俞、脾俞、阳关、殷门、阿是穴。

13. 高热

必选腧穴：大椎、身柱、心俞、肝俞、肺俞、风门。

14. 妇科疾病

必选腧穴：肝俞、脾俞、大肠俞、关元、中极、八髎、阿是穴。

15. 五官科疾病

必选腧穴：风门、肺俞、肝俞、脾俞、阿是穴。

16. 皮肤科疾病

必选腧穴：风门、肺俞、肝俞、脾俞、阿是穴。

特定穴

特定穴是指十四经上具有特殊治疗作用的经穴。由于这类腧穴的分布和作用不同，因此各有特定的名称和含义。

1. 五输穴

手足三阴三阳经在肘膝关节以下各有五个重要经穴，井、荥、输、经、合五穴，统称“五输穴”。五输穴按井、荥、输、经、合的顺序，从四肢末端向肘膝方向依次排列，是有具体含义的。古代医家把经气在经脉中运行的情况，比作自然界的水流，以说明经气的出入和经过部位的深浅及其不同作用。如经气所出，像水的源头，称为“井”；经气所流，像刚出的泉水微流，称为“荥”；经气所注，像水流由浅入深，称为“输”；经气所行，像水在通畅的河中流过，称为“经”；最后经气充盛，由此深入，进而汇合于脏腑，恰像百川汇合入海，称为“合”。

2. 腧穴、募穴

腧穴是脏腑经气输注于背腰部的腧穴；募穴是脏腑经气汇聚于胸腹部的腧穴。它们均分布于躯干部，与脏腑有密切关系。

3. 原穴、络穴

原穴是脏腑原气之所过和留止的部位。十二经脉在腕、踝关节附近各有一个原穴，故名“十二原”。在六阳经上，原穴单独存在，排列在输穴之后，六阴经则以输代原。络脉在由经脉别出的部位各有一个腧穴，称为络穴络脉由正经别，出网络于周身。因此络穴具有联络表里两经的作用。

十二经的络穴皆位于四肢肘膝关节以下，加之任脉络穴鸠尾位于腹，督脉络穴长强位于尾骶部，脾之大络大包位于胸胁，部共十五穴，故又称“十五络穴”。

（1）郄穴。

“郄”有空隙之间，郄穴是各经经气深集的部位。十二经脉及阴阳跷、阴阳维脉各有一个郄穴，共六个郄穴。多分布于四肢肘、膝关节以下。

（2）下合穴。

下合穴又称六腑下合穴，是六腑经脉合于下肢三阳经的六个俞穴。下合穴主治六腑疾患有奇效，主要分布于下肢膝关节附近。

（3）八会穴。

八会穴，是指脏、腑、气、血、筋、脉、骨、髓等精气所汇集的八个腧穴，分布于躯干部和四肢部。

（4）八脉交会穴。

奇经八脉与十二正经脉气相通的八个腧穴称为八脉交会穴，又叫交经八会，这八个穴位主要分布于肘膝关节以下。

（5）交会穴。

两条或两条以上的经脉在循行过程中相互交叉会合，在会合部位的腧穴称交会穴，多分布于躯干部。

5. 火罐法

火罐法属于传统方法，它利用燃烧时的热力，排去空气，使罐内形成负压，将罐具吸着于皮肤上。其分为投火法、闪火法、贴棉法及架火法四种。

投火法：用蘸有95%浓度乙醇的棉球（注意，不可蘸得太多，以避免火随乙醇滴燃，烧伤皮肤）或纸片，点燃后投入罐内，迅速扣在所选的区域。扣时要侧面横扣，否则易造成燃烧的棉球或纸片烧伤皮肤。

闪火法：用镊子夹住乙醇棉球，点燃后，在罐内转一圈，立即抽出，将罐扣在施术部位上。

贴棉法：将2厘米见方的乙醇棉片贴敷于火罐内壁底部，点燃后迅速扣于穴区。

架火法：用一不易燃烧及传热的块状物（如青霉素瓶盖），上置一乙醇棉球，放在穴区，点燃后，扣以火罐。

上述各法中，以闪火法和架火法最为安全，用得较多。但闪火法要求动作熟练，否则火罐往往不易拔紧；在闪烧时不可烧燎罐口，以免烫伤皮肤。架火法吸力虽大，然而操作较为烦琐。

6. 水罐法

水罐法，是先在罐内装入1/3~1/2的温水，将纸或酒精棉球放在近瓶口处点燃，在火焰旺盛时投入罐内，并迅速将罐扣在应拔部位。在应用贮水罐时，若应拔部位不在侧面，操作者手法又不十分熟练时，应先设法使患者的应拔部位调整为侧位再拔罐（以免拔罐时水液漏出），待吸拔后再恢复到舒适体位（应防止在活动中因肌肉过度牵拉而脱罐）。但必须使罐底朝上，这样温水才能充分浸渍于受术的皮肤表面，发挥其温暖的刺激作用。之所以用温水，主要是在拔罐刺激的同时，以其温暖水汽来增强对局部的刺激，若温水过少，温暖刺激的时间就短，效应就差。小抽气罐的体积小，很适宜于头面部、手部等狭窄部位施术，但吸力较弱，若配以温水，刺激量就会大大增强，局部的治疗效应就更明显，可以缩短治疗时间。温水罐较适宜于局部寒冷不温、虚寒和寒实类病症，通过水的温度能进一步促进经气的畅行。另外，对于老年人和皮肤干皱者，用温水罐可润柔皮肤，不致发生局部疼痛或减轻疼痛。

7. 针罐法

先在一定的部位施行针刺，待达到一定的刺激量后，将针留在原处，再以针刺处为中心，拔上火罐。如果与药罐结合，称为“针药罐”，多用于风湿病。

8. 刺血拔罐法

用三棱针、陶瓷片、粗毫针、小眉刀、皮肤针、滚刺筒等，先按病变部位的大小和出血要求，按刺血法刺破小血管，然后拔以火罐，可以加强刺血法的效果。适用于各种急慢性软组织损伤、神经性皮炎、皮肤瘙痒、丹毒、神经衰弱、胃肠神经官能症等。

9. 挑痧拔罐法

挑痧拔罐法是拔罐与挑痧配合使用的一种疗法。使用时，先在选定的部位（经络穴位）拔罐（最好用走罐手法）。若留罐，时间应稍长、吸力应稍大，待皮肤上出现紫红或紫黑斑块后起罐，再在皮肤出现紫红或紫黑较明显处（一般此处皮下有硬节，或大或小）用消毒针挑刺。每个部位挑刺 2~3 下，以皮肤渗血、渗液为度。然后用消毒棉球拭干，亦可涂 75% 乙醇或碘酒。此法可用于中暑、郁痧、闷痧、感染性热病、风湿痹痛、痛经、神经痛等病症。

10. 药罐法

药罐法是拔罐法与中药疗法相结合的一种治疗方法，是以竹罐或木罐为工具，药液煎煮后，利用高热排出罐内空气，造成负压，使竹罐吸附于施术部位，这样既可起到拔罐时的温热刺激和机械刺激作用，又可发挥中药的药理作用，从而提高拔罐的治疗效果，在临床上可根据患者的病情不同辨证选择不同的中草药。具体操作方法是用特大号的陶瓷锅或一种特制的电煮药锅，先将中药用纱布包好，放入锅中，加入适量的水煎煮，煎出药性后，将竹罐或木罐放入煎好的中药中，煮 10 分钟左右（一般可根据药性决定煮沸时间），再用镊子或筷子将罐夹出，迅速用干净的干毛巾捂住罐口，以便吸去药液，降低罐口温度，保持罐内的热气，趁热迅速将罐扣在所选部位，手持竹罐稍加按压约半分钟，使之吸牢即可。本法的优点是温热作用好，可起到罐与药的双重作用，多用于风寒湿痹证。药罐法常用于治疗感冒、咳嗽、哮喘、风湿痛、溃疡病、慢性胃炎、消化不良、牛皮癣等。

常用的有以下两种。

（1）煮药罐：将配制成的药物装入布袋内，扎紧袋口，放入清水如经络受邪（外邪）、气血淤滞、外感表证、皮痹、麻木、消化不良、神经衰弱、高血压等病症，用之均有良效。

治疗实证用泻法，即用单罐口径大、吸拔力大的泻法，或用多罐密排、吸拔力大的，吸气时拔罐，呼气时起罐的泻法。

治疗虚证用补法，即用单罐口径小、吸拔力小的补法，或用多罐疏排、吸拔力小的，呼气时拔罐，吸气时起罐的补法。

留罐法可与走罐法配合使用，即先走罐，后留罐。

17. 转罐法

转罐法与摇罐法相似，较摇罐法力量大，刺激性强。先用闪火法将罐拔于皮肤上，然后手握罐体，来回转动。操作时手法宜轻柔，转罐宜平稳，防止掉罐。转动的角度要适中，角度过大患者不能耐受，过小无法达到刺激量。由于转罐法对穴位或皮肤产生更大的牵拉刺激，加强了血液循环，增强了治疗效果，多用于穴位治疗或局部病症的治疗。注意罐口应平滑，避免转动时划伤皮肤。转罐法可与走罐法配合应用，在皮肤上涂适量的润滑油，可减轻疼痛。

18. 刺络拔罐法

刺络拔罐法是指刺络放血与拔罐配合应用的一种拔罐方法。是指用三棱针，皮肤针（梅花针、七星针等）刺激病变局部或小血管，使其潮红、渗血或出血，然后加以拔罐的一种方法。此法在临床治疗中较常用，而且适用证广，见效快，疗效好，具有开窍泄热、活血祛瘀、清热止痛、疏经通络等功能。凡属实证、热证者，如中风、昏迷、中暑、高热、头痛、咽喉痛、目赤肿痛、麦粒肿、急性腰扭伤、痈肿、丹毒等，皆可用此法治疗。此外，对重症、顽症及病情复杂的病人也非常适用，如对各种慢性软组织损伤、神经性皮炎、皮肤瘙痒、神经衰弱、胃肠神经痛等疗效尤佳。

方法：先在局部刺络出血，然后再进行拔罐，留罐 5~10 分钟取下，再用干棉球擦净皮肤即可。

19. 响罐法

是指在罐具吸定后，稍加推拉或旋转随即用力将罐具拔下，发出“啪”的响声的一种拔罐方法。如此反复吸拔，重复操作多次，以皮肤潮红或呈紫红色为度。此法与闪罐法功效相同，通常用小口径罐具在局部面积较小的部位施术。

起罐时的注意事项

起罐时，一般先用一手夹住火罐，另一手拇指或示指从罐口旁边按压一下，使气体进入罐内，即可将罐取下。若罐吸附过强时，切不可用力猛拔，以免擦伤皮肤。

【起罐时要注意】

（1）拔罐时要选择适当体位和肌肉丰满的部位。若体位不当、移动，骨骼凸凹不平，毛发较多的部位，火罐容易脱落，均不适用。

（2）拔罐时要根据所拔部位的面积大小而选择大小适宜的罐。若应拔的部位有皱纹，或火罐稍大，不易吸拔时，可做一薄面饼，置于所拔部位，以增加局部面积，即可拔住。操作时必须动作迅速，才能使罐拔紧、吸附有力。

（3）用火罐时应注意勿灼伤或烫伤皮肤。若烫伤或留罐时间太长而皮肤起水疱时，小的无须处理，仅敷以消毒纱布，防止擦破即可；水疱较大时，用消毒针将水放出，涂以烫伤油等，或用消毒纱布包敷，以防感染。

（4）皮肤有过敏、溃疡、水肿及心脏、大血管分布部位，不宜拔罐。高热抽搐者，以及孕妇的腹部、腰骶部位，亦不宜拔罐。

拔罐后皮肤变化的临床意义

拔罐疗法，是利用罐具通过排气产生负压吸于体表，皮肤对这种刺激产生各种各样的反应，主要是颜色与形态的变化，我们把这种现象称之为“罐斑”。常见的皮肤变化有潮红、紫红或紫黑色瘀斑，小点状紫红色的疹子，同时还常伴有不同程度的热痛感。皮肤的这些变化属于拔罐疗法的治疗效应，可持续一至数天。拔罐后出现的这些皮肤反应，是体内病理的反映。

如在拔罐后，皮肤表面出现水疱、水肿或水气（在罐内壁上挂满水珠，或起罐后有水流出），中医认为其表示患者体内湿盛，或因感受潮湿而致病。有时拔罐后其水疱色呈血红或黑红，多表示久病湿夹血瘀的病理反应；如在拔罐后，皮肤表面出现深红、紫黑的罐斑或丹痧，触之微痛，兼见身体发热者，表示患有热毒证；如在拔罐后只出现紫红或紫黑色罐斑，无丹必有益处。尤其对于一些家庭急症的抢救，拔罐疗法具有独到之处，如中暑、鼻出血、虫蛇咬伤、小儿惊风、咽喉肿痛等疾病，拔罐治疗可立即缓解症状。

5. 防病健身，延年益寿

人随着年龄的增长，各个器官相继老化，疾病也会越来越多，即使没有疾病，随着机体的老化也会出现这样和那样的不适或不便。临床资料表明，大多数老年疾病都与血管硬化有关，如脑动脉硬化出现的老花眼，心脏动脉硬化出现的冠心病等。另外，高血压、糖尿病、肾病综合征、肿瘤等都与血液循环有关。老年人血液黏滞度增高，血管壁增厚，管腔狭窄，血流缓慢，导致全身各个组织器官营养供应不足，毒性物质不能及时排出体外，附着在血管壁上，进一步使血管壁增厚变脆，管腔狭窄，同时毒性物质通过血管壁被组织器官重新吸收，所以容易引起许多疾病。

拔罐治疗法可以刺激血管壁收缩和舒张，增加血管壁的弹性，促进血液循环，增加全身各组织器官的营养供应，加速有毒废物的排泄，从而起到预防疾病，延年益寿的作用。

拔罐保健的要穴

1. 足三里

足三里是人体保健穴位之一，古人称之为“长寿穴”。有关足三里的经络理论已被大量现代研究所证实，足三里对大脑皮层功能有调节作用，对心血管功能、胃肠蠕动功能和内分明功能以及免疫系统均有良好的促进作用。

所以足三里不仅可以调节消化系统的功能，还可以治疗胃经循行所经过部位的病变，以及多种全身性疾病，如高血压、心脏病、胃肠病、糖尿病等。经常在足三里穴拔罐，就可起到保健作用。

2. 涌泉

涌泉穴是足少阴经第一个穴位，位于人体最下部足掌心处，体内湿毒之邪容易蕴集于此，不易排出，日积月累，阻塞经气，或随经气传至体内其他部位，造成许多疾病。涌泉穴拔罐可以排出体内的湿毒浊气，疏通足少阴肾经之经气。肾气旺盛，人体精力充沛，则齿固发黑，耳聪目明，延缓衰老。

3. 三阴交

三阴交为肝、肾、脾三条阴经交会之穴。肝藏血，脾统血，肾藏精，精血同源。肾为先天之本，脾为后天之本，先天之精有赖于后天的滋养，后天之精有赖于先天的促动。经常进行三阴交拔罐可调理肝、脾、肾三阴经之穴气，使先天之精旺盛，后天之精充足，从而达到健康长寿的目的。

4. 神阙

神阙穴即人体肚脐，它是人体保健及治疗的重要穴位之一。胎儿通过脐带从母体中获取营养，所以被称之为“生命之根蒂”。它是人体神气出入之门户，归属于任脉，为经气之海，五脏六腑之本。经常在神阙穴拔罐可起到健脾强肾，和胃理气，行气利水，散结通滞，活血调经的作用。

5. 背俞穴

背俞穴均分布在足太阳膀胱经第一侧线上，在此条线上拔罐，可畅通五脏六腑之经气，调理五脏六腑生理功能，促进全身气血运行，是保健拔罐疗法的常用穴位。

医学发现在背俞穴上拔罐，可通过对脊神经根的治疗，反射性地刺激中枢神经，调节神经系统的功能活动，从而增强机体的抗病能力。

6. 百会

百会别名三阳五会，头为诸阳之会，拔此穴或常按摩对脑血管病的预防和治疗有明显功效。其提升作用显著，对脏器下垂有特效。本穴位拔罐时常需要理发，否则密封效果不好，影响疗效。

百会穴位于头部中线与两耳尖连线交叉点。其作用是平肝熄风，清热开窍；升阳益气，醒脑宁神。

7. 大椎

大椎属督脉，在第七颈椎与第一胸椎突出正中处，低头时明显，为手足三阳经与督脉的交会处。大椎位于人体背部极上，故为阳中之阳穴，具有统领一身阳气，联络一身阴气的作用。常拔此穴，具有调特别是许多继发性腰腿痛的原始性病会有着不同的禁忌，尽管刺络、拔罐等传统保健医学手段有着很好的辅助治疗作用，但实际操作时应断清病症，有利于鉴别使用，当慎之。

1. 寒湿腰腿痛者

主症：为腰腿部冷痛并伴有重着感，转侧不利，喜按喜暖，遇寒或气候变化时加剧，疼痛发作似折如拨，膝部腘窝处如凝结，牵及足趾疼痛，舌苔白腻脉沉而迟缓。

治法：温经、通络、止痛。

取穴：分为三组穴位。

（1）大肠俞、环跳、委中、昆仑；

（2）加入位肾俞、气海俞；

（3）加环跳、风市、阳陵泉、飞扬穴。

操作：选用相对大口径的玻璃罐，可以单罐法留罐 10~15 分钟，对于肌肉丰隆处如环跳穴、风市穴且寒湿痹痛症状明显者亦可用多罐法留罐。对于飞扬穴及腿部肌肉丰隆处，也可用推罐法往返操作 3~5 遍，并可用推罐法循足少阳胆经循行路线或股四头肌，腿外侧等推罐法留罐。第一组穴位为循经取穴法，本着“经脉所过，主治所宜”之理。取第二组穴位为增强通经法寒止痛之功。取第三组穴位是飞扬穴为止下肢疼痛之有效穴，余穴为治疗足少阳胆经经气闭阻之痛，故取风市、阳陵泉以疏解少阳经脉，通则不痛。

2. 肾虚腰腿痛者

主症：以酸软为主，喜按喜揉，腰膝无力，遇劳更甚，卧则减轻，反复发作，其痛隐隐，偏阳虚者，见少腹拘急，面色光白，手足不温，舌淡脉沉细；偏阴虚者，则心烦失眠，口燥咽干，面色潮红，手足心热舌红脉弦细数。

治法：偏阳虚者补肾助阳；偏阴虚者滋阴。

取穴：分为三组穴位。

（1）大肠俞、环跳、委中；

（2）偏阳虚者：肾俞、足三里、昆仑；

（3）偏阴虚者：秩边、三阴交、太溪。

操作：取大口径玻璃罐用单罐法对第一组穴位留罐 10~15 分钟，若偏阳虚者同法第二组穴位操作留罐，若偏阴虚者同法第三组穴位操作留罐。

其中第二组穴位取足二里穴为足阳明胃经之合，昆仑穴为足太阳膀胱经经穴，配肾俞穴以助阳温经止痛。第三组穴位取三阴交穴配太溪穴在于滋补肝、肾、脾三脏之阴，佐以秩边为荣养筋脉以止痛。

3. 瘀血腰腿痛者

主症：以腰腿疼痛如刺，痛有定处，轻则俯仰不便，重则因痛剧而不能转侧，痛处拒按。舌质紫暗，或有瘀斑、瘀点，脉涩。许多腰腿痛患者有外伤史或扭挫腰腿病因病史。

治法：活血化瘀，理气止痛。

取穴：血海、膈俞、大肠俞、环跳、三阴交、期门、肾俞、秩边、承山穴。

操作：取大号玻璃罐选上述穴位中肌肉丰隆处施以单罐法操作，留罐 10~15 分钟。对于下肢痛症明显者，沿环跳穴始循经下行推罐，返往 3~5 遍。取上述穴在于理气化瘀活血以通经止痛。

刺络拔罐疗法：取环跳、大肠俞、委中、阳陵泉穴。操作时每次取 1~2 穴，用三棱针点刺 3~5 点，取大号玻璃罐，闪火法拔之，出血量 5~10 滴，用于疼痛急性发作，有缓急解疼之效。暗示疗法作用，通过病人饥时或餐前的操作，起到提示病人自觉控制食量的心理效应，同时也确实引起下丘脑摄食中枢的调节反应。

儿童保健拔罐

儿童脏腑娇嫩，机体功能脆弱，抗病能力较低，若养护不当，易患伤风感冒、咳嗽、哮喘、肺炎、支气管炎等呼吸系统的疾病；儿童肠胃脆弱，脾胃运化功能尚未健全，易为饮食所伤，引起脾胃运化功能紊乱，出现消化不良、腹胀、腹痛、积滞、疳积、便秘、腹泻等消化系统的疾病。儿童的这些常见病、多发病，可采用保健拔罐疗法进行预防和保健。

【穴位选配】

（1）呼吸系统保健：大椎、风门、身柱、肺俞、灵台、心俞、定喘。

（2）消化系统保健：神阙、中脘、天枢、脾俞、胃俞、足三里。

【拔罐方法】

单纯拔罐法。根据保健的侧重点，每次选用 3~4 个穴位。用抽气罐或火罐吸拔在各穴上，留罐 5~10 分钟。每日 1 次，10 次为 1 疗程。待儿童体质强健后改为每周 1 次的定期保健拔罐，长期坚持，成效显著。

【主治】

儿童呼吸系统及消化系统保健。

青壮年保健拔罐

青壮年应是机体发育成熟、筋骨强健、肌肉结实、气血旺盛、精力充沛的时期，然而，在青壮年人群中有不少先天不足或后天失养者，男子出现阳痿、早泄、不育女子出现月经不调、不孕等病症；有些因房事不节，滥耗精髓，或因手淫频繁、生育过多出现气血双亏；有些因工作劳累，思虑过度，营养失调，养生无方，造成肝肾亏损，过早衰老。凡此症状皆可用保健拔罐疗法进行调理和改善。

【穴位选配】

（1）生殖系统保健：肾俞、关元、气海、命门、八髎、秩边。

（2）消化系统保健：神阙、中脘、下脘、脾俞、足三里。

（3）循环系统保健：身柱、曲池、内关、阳陵泉、足三里、三阴交。

（4）呼吸系统保健：大椎、风门、肺俞、尺泽、孔最。

（5）月经失调保健：归来、血海、三阴交、气海、肝俞、胃俞。

【拔罐方法】

单纯拔罐法。根据保健的侧重点，每次选用 3~4 个穴位。用抽气罐或火罐吸拔在穴位上，留罐 15~20 分钟。每日 1 次，1 次为 1 个疗程，2 个疗程间隔 5 天。

【主治】

青壮年保健。

第五章

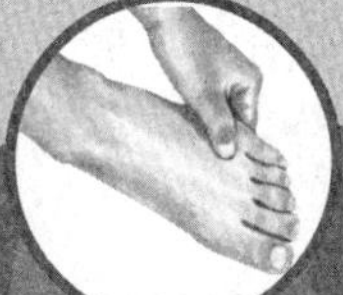

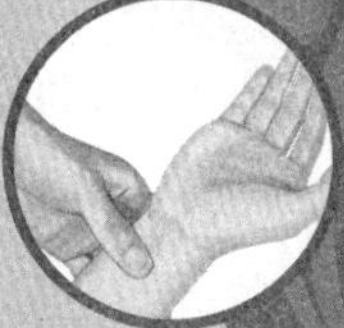

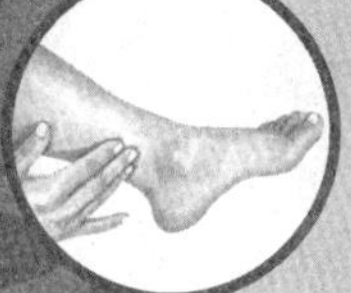

经络养生操：身体动一动，经络就疏通

第一节　一学就会的经络养生操

捏脊：增强免疫力的经络保健法

《黄帝内经》里说，督脉是诸阳之会，人体阳气借此宣发，它是元气的通道。我们经常会说“挺直你的脊梁”，就是因为那里最能够展现人的精气神，所以，打通督脉，是可以增强体质，祛除许多疾病的。捏脊就是一个非常不错的方法。捏脊能够很好地调节脏腑的生理功能，特别是对胃肠功能具有非常好的调节作用，可以有效地提高身体的抵抗力。具体的操作方法如下。

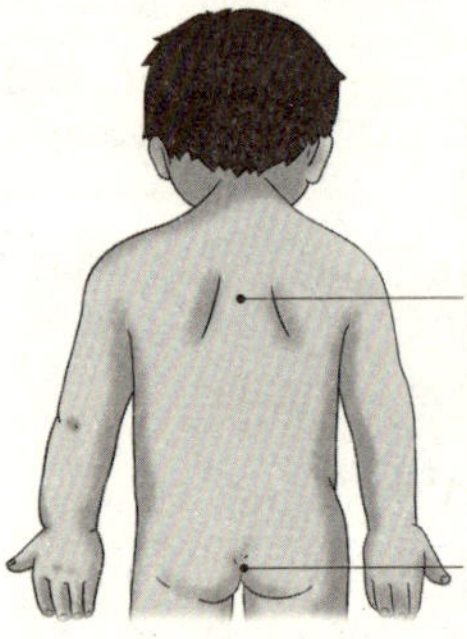

龟尾穴、大椎穴

取俯卧位，然后让家人用双手的拇指、中指和示指指腹，捏起你脊柱上面的皮肤，然后轻轻提起，从龟尾穴开始，一边捻动一边向上走，直至大椎穴为止。从下向上做，单方向进行，一般捏 3 ~ 5 遍，以皮肤微微发红为度。

在为家人捏脊的时候，一定要注意以下几点。

（1）应该沿着直线捏，不要歪斜。

（2）捏拿肌肤时要注意松紧适宜。

（3）应该避免肌肤从手指间滑脱。

甩手功：气血通畅，告别慢性病

“甩手疗法”又称“甩手功”，是由古代的“达摩易筋经”演变而来。“易筋”的意思就是使微病之筋变为强壮之筋，使有病的人慢慢痊愈，无病的人体质健壮。甩手功可以活动手指、手掌、手腕、足趾、足跟、膝部的 12 条筋脉，使气血良好地循环，很多病也就不治而愈了。

甩手动作相当简单，身体站直，双腿分开，与肩同宽，双脚稳稳站立，然后，两臂以相同的方向前后摇甩，向后甩的时候要用点力气，诀窍就是用三分力量向前甩，用七分力量向后甩。练功时，要轻松自然，速度不要过快，刚开始可以练得少一些，然后慢慢增加次数，否则一下子就会产生厌倦感。

这种甩手功会牵动整个身体运动起来，从而促进血液循环，虽然做起来有些枯燥，但是，健康的身体恰恰来源于每天的坚持。

1. 甩手治癌

中医认为癌与瘤都是气血结聚、经络阻塞不通的结果，经常甩手有利于吐故纳新、补气益血，从而防治癌症。

每天上午、下午和晚上各甩2000下，不间断地甩5个月，有利于肺癌的治疗。

患关节炎、大便后流血者，练习甩手后两种病可见好。

若患食道癌，可逐步改善情况。

颈部生淋巴癌，每日甩手2000下，便可胃口大增，辅助治疗淋巴癌。

甩手时，眼睛向前看，心中不怀邪念，只默数数字，开始可先做两三百下，逐渐增多，做到每次一千多至两千多下，约半小时。

2. 甩手治眼病

《内经》中说“目受血而视”，所以眼睛的问题其实就是血的问题，气血如果不能到达眼睛，必然会引发各种病变。甩手功就是要让气血流动起来，到达身体各个部位，以供正常生命活动所需。

若患高血压影响了眼睛，经过甩手后，血压恢复正常，眼镜也可以不用戴。

患白内障者，每日甩两次，早甩800下，晚甩1000下，4周以后可以见疗效。

眼睛有沙眼、色盲、眼皮上生小瘤，甩手后体质增强，也能促进眼疾康复。

3. 甩手治半身不遂

半身不遂和中风、高血压、关节炎往往联系在一起，这是因为身体内部气血不平衡，影响分布，使经络、肌肉、骨节起了变化。

高血压的特点是两边脉压不一样，一边高（多），一边低（少），有的每分钟相差20跳、10跳，往往一边手脚有酸、痛、麻木的反应。实质上，上下往往也有问题，上边是充血，下边是血气走不到。甩手对此病有特效，还可以防止中风的前兆。

甩手功对半身不遂有特效，因为半身不遂是头重脚轻即上实下虚，而甩手可以平衡体内气血分布，从而对半身不遂产生特效。

练甩手功一段时间后，会出现流汗、打嗝及放屁等现象，这就表明体内的气已经通了，气通了，身体自然就轻松了。

甩手功动作并不难，难的是坚持。如果工作比较繁忙，可以在每天晚饭前的几分钟甩一甩手，工作的间隙也可以做一做，如果每天能坚持做10分钟，效果会更好。常练甩手功，能甩掉亚健康，甩出好身体，让你神清气爽、身心通透、容光焕发。

揉腹：润肠通便，告别亚健康

有些上班族的精神状态很不好，天天无精打采，头昏脑涨，食欲不振，还总是失眠。去医院检查也查不出什么结果，可就是不舒服，总感觉身心疲惫。其实，这些都是身体处于亚健康状态的临床表现。

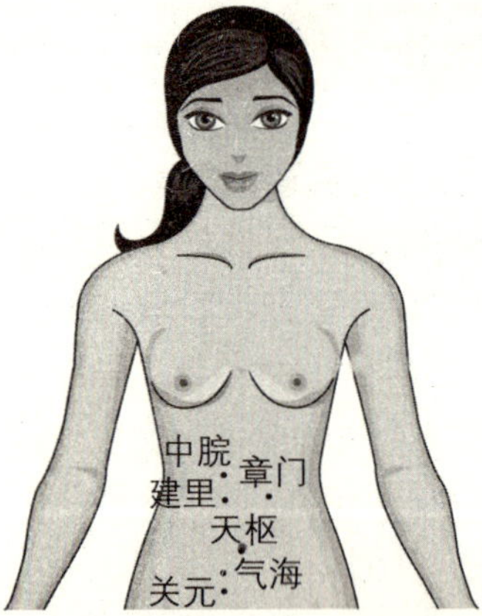

中脘穴、建里穴、天枢穴、气海穴、关元穴、章门穴

现在国际公认应对亚健康最好的办法是中国的经络按摩法。而腹部按摩则可以治愈消化不良、月经不调、习惯性便秘等常见病，还能振奋精神，调整睡眠状态等。

专家认为，腹部是许多重要经脉循行和会聚之所，是人体气血循环、阴阳升降之通道。通过对腹部的按摩，除了可以塑身，还可以防治五脏六腑的病变，并保持十二经脉的气血旺盛、循行畅通，减少废物的滞留，从而对人体各部分起到治疗和调整的作用。主要穴位有中脘、建里、天枢、气海、关元、章门等。

腹部按摩最常见的手法是“二指叠按法”，即两拇指重叠，按的轻重以手下有脉搏跳动和不感觉痛为最佳；另外一法是“波浪式推压法”，即两手指并拢，继而左掌用力向后压，一推一回，由上而下慢慢移动，好像水中的浪花。

踮脚法：活动手脚，增强气血活动

这套动作尤其适合高血压、糖尿病和轻度冠心病患者进行练习。

保持起势的姿势，将双手前甩过头顶，同时深吸气，接着自然从胸前沿体侧将手向后尽量甩动，双脚同时踮起（提踵），同时呼气，反复进行50 ~ 100次。

在进行这套动作的时候，调息是非常重要的，由于上下肢的大肌群均要参加运动，并且还要有深呼吸进行配合，使气血活动增强，经络也自然贯通。

这套动作，尤其适合高血压、糖尿病以及轻度冠心病患者练习。这些慢性病综合治疗的理念主张让大肌群进行小强度、较长时间的运动，从而有利于增强心肌泵力、增加回心血量；有利于扩张外周血管、改善微循环、增加热量的消耗，同时还有利于增加机体的平衡性以及协调性，增加上下肢的肌力。对于高血压、糖尿病以及轻度冠心病等慢性病病情的稳定或是缓解，均具有较好的辅助效果。

堵耳朵：改善肾亏症状，促进内耳血液循环

堵耳朵，是在长期流传于民间的一种行之有效的健身方法，俗称“鸣天鼓”的基础上，经过稍加发展演变而来的，有利于改善因肾亏所引起的耳鸣、头痛、头晕、眩晕和健忘。

具体操作方法如下。

（1）用双掌心相向压住双耳郭，将耳郭先摩擦20 ~ 30次。

（2）摩擦完双耳郭之后再将其压紧，用双手示指与中指交叉后发力，快速对后脑勺进行弹击，共击10下，以自己可以听见“砰砰”的响声为宜。

（3）接下来双掌交替进行按压—松开的动作，共进行20下，最后一次按压的时间要稍重稍长，并且按完之后快速打开双掌，同时可以听见“嗡”的一响。

其实，这一系列动作就是让耳道反复从密闭的状态突然间变成开放的状态，进而产生气压的快速变化。进行这个练习的时候，巧妙地运用了声音传导和气压的变化，促使内耳血液循环得到改善，对养益听力十分

有利。

耳郭上分布着丰富的耳穴，它们是和体内脏腑以及四肢百骸相通的，是机体各种生理或者病理变化的一处重要窗口，而对耳穴进行按摩，也已经成为了中医的一种治疗或者是保健的方法。

通过以上这种按摩耳郭和双掌交替对耳郭进行按压—松开的动作，可以使耳穴得到尽可能的机械按摩，也能够使内耳得到气压按摩，对于改善机体的脏腑功能是非常有利的，长期坚持练习的话，对于因肾亏所引起的耳鸣、头痛、头晕、眩晕、失眠、记忆力减退、健忘和思维能力减退等症都具有一定的疗效，能够收到不错的健身效果。

上下转动：通达气血，保健全身

所谓的上下转动，指的就是转动全身的各个部位，从眼球开始，自上而下直至脚踝，在转动的过程当中，各个部位转动的幅度都要从小逐渐增大，并且要缓慢，方向左右交替，故而转转停停，能够令气血贯穿上下、通达全身。这套动作自上而下刚好要转动 6 个部位，即包含转眼、转颈、转肩、转腰、转胯和转膝踝 6 个动作。

1. 转眼

转眼可以缓解眼部疲劳。在做这个动作的时候，一定要尽量睁大双眼平视前方，以能够看到远处的绿树最好，维持 10 秒钟，头身保持不动，开始按照“左—上—右—下—左”的顺序缓慢转动，并逐渐将转动的幅度放大，正反方向各转 3 圈后，停下来闭眼休息 5 秒钟，再按照上述过程重复一遍。这个动作可以活动眼部肌肉，加快气血流通，既可以缓解眼睛疲劳，又具有明目的效果。

2. 转颈

转颈能够防治颈椎病。双脚自然分开，与肩同宽，挺胸收腹，双手自然下垂，身体保持不动，开始按照“左—后—前—左”的顺序缓慢转动颈部 10 圈，并逐渐放大转动的幅度，结束时，在后仰位静止 5 ~ 10 秒钟，手后伸。再按照上述过程的反方向重复一遍。这个动作可以活动颈部肌肉，加快气血流通，缓慢牵拉颈肌，从而缓解颈肌疲劳，有助于防治颈椎病。

3. 转肩

转肩可以疏通肩颈部经络，防治颈椎病和肩周炎。双脚自然分开，与肩同宽，挺胸收腹，双掌始终自然贴住大腿外侧，在上下滑动的同时，按照“上—前—下—后—上”的顺序缓慢做耸肩和转肩的旋转运动10圈，结束时，双手贴住大腿外侧不动，同时用力挺胸并向前探头，维持这个姿势10秒钟，再按照上述过程的反方向，即“上—后—下—前—上”的顺序重复一遍。结束时，仍然需要双手贴住大腿外侧不动，同时用力挺胸并向前探头，维持这个姿势10秒钟。

4. 转腰

转腰能够防治慢性腰腿痛。双腿分开与肩同宽，缓慢转动腰部，先顺时针，后逆时针，各转20圈。在转腰的过程当中，要始终将双手背放在腰部，握拳，并用指掌关节顶住腰骶部脊柱两侧，让腰部产生的旋转力，与双拳指掌关节一直处于按摩状态。每一个方向转腰练习结束时，均需保持双拳顶住腰部前挺、颈部后仰的姿势10秒钟，进一步增强腰肌的力量。这个练习可以充分活动和牵拉腰骶部的肌肉韧带，同时对腰骶都的经络进行按摩，有利于经络畅通，对腰肌劳损等慢性腰腿痛的防治具有积极效果。

5. 转胯

转胯可以令泌尿生殖系统变得强壮。双腿分开与肩同宽，膝关节微微弯曲，双手叉髋转动胯部，先顺时针，后逆时针。注意左旋转时，同时提肛，腰部以上要尽量保持正直，基本上只旋转胯部，每个方向转20圈。结束时，均需要保持胯部前挺10秒钟。这个练习可以充分活动、牵拉会阴部和髋部的肌肉韧带，对泌尿生殖系统的功能产生有益影响。

6. 转膝踝

转膝踝可以疏通下肢经络，预防关节疼痛。双腿分开与肩同宽，膝关节微曲，用两个手掌轻按于两侧膝盖，同时向里、外或者是同方向转动膝踝关节，每个方向转20圈。在结束时，双掌要保持稍用力后压的状态，使膝关节尽量保持10秒钟伸直状态。这个练习能够令膝踝关节得到活动，令下肢后群肌肉得到牵拉，有利于畅通下肢经络，提高膝踝关节灵活性。

掐揉头部：疏通头部经络，防治头晕头痛

掐揉头部，顾名思义，需要又掐又揉，这是一种防治头晕头痛的有效方式，能够很好地疏通头部经络。

这套动作的具体做法如下。

（1）将双手五指尖平放在双眉尖至太阳穴一线，轻轻掐揉印堂穴（两眉连线的中点）、攒竹穴（在眉毛内侧端、眼眶边缘处）、丝竹空穴（眉梢处凹陷中）、太阳穴（眉外梢与外眼角之间向后约 1 寸处凹陷中）等穴位 20 ~ 30 次。

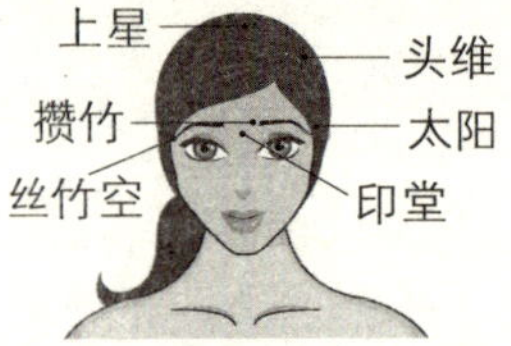

印堂穴、攒竹穴、丝竹空穴、太阳穴、上星穴、头维穴

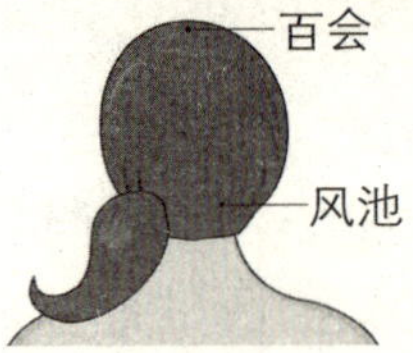

风池穴、百会穴

（2）在上述动作的基础上，将两手五指的位置逐渐平行向上，沿额部——顶部——枕部的方向一点点推进，每换一个部位，都需要同时用两手五指尖轻轻掐揉 20 ~ 30 次。此外，还要兼顾到加力掐揉上星穴（前发际正中直上 1 寸）、头维穴（额角发际之上 0.5 寸）、百会穴（两耳尖直上、头顶正中），推进到枕部后，用双手拇指加力掐揉风池穴（项后、大筋两侧的凹陷中、紧挨着露骨下缘处）200 ~ 30 次。

这个练习对疏通头部经络对一般的头痛、头晕，眩晕、失眠、记忆力减退、健忘、思维能力减退等症都有一定的疗效。

推搓门脸：养益五官，改善各系统功能

推搓门脸具体来说包括推搓脸和胸腹部。这套动作通过揉通前部经络，能够养益五官，令各个系统得到强健。

在做这套动作的时候，一般都会先从推搓面部开始做起。

1. 推搓面部

推搓面部的主要作用为美容颜，养益五官。这个动作要借助于双手的中指，用指腹推搓的手法对面部进行梳理，在梳理的过程中，要先沿眉毛上缘向外推压至太阳穴，重复进行 20 ~ 30 次。

然后再按照印堂—发际—眼圈—鼻翼两侧—口角—再回到印堂的顺序，推搓梳理面部皮肤，在推搓的过程当中，应该有意识地对印堂穴、睛明穴、四白穴、迎香穴和地仓穴等穴加力。

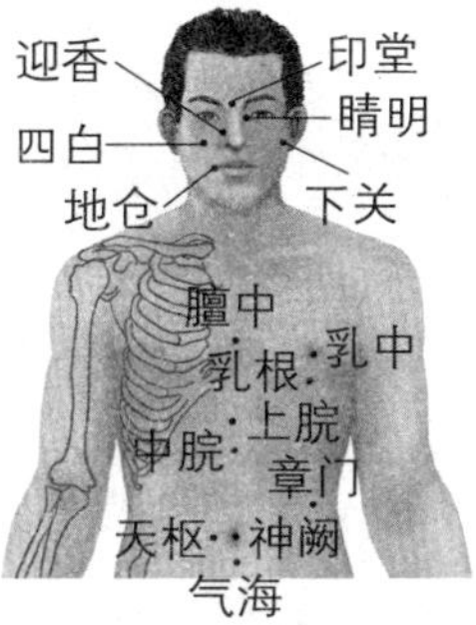

乳中穴、乳根穴、章门穴、气海穴、膻中穴、上脘穴、中脘穴、神阙穴、天枢穴

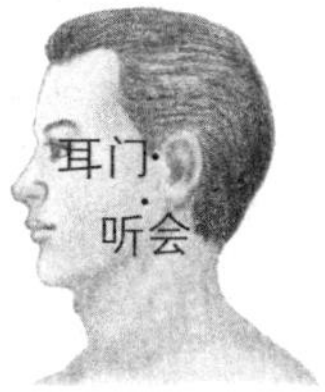

耳门穴、听会穴

在中指进行推搓的同时，大拇指则需要始终随同沿着脸部外侧，也就是沿着耳前下关穴、耳门穴、听宫穴、听会穴到颊车穴等穴一线来回推搓20 ~ 30次。

这个推推搓搓的练习可以改善面部气血运行，因此会对美容、调节五官的功能以及增强上呼吸道的抗病能力等具有积极的作用。

2. 推搓胸腹部

推搓胸腹部可以改善各系统的功能。推搓胸腹部的时候，要用双掌沿着胸腹的正中线稍微用力，自上而下不断地向左右画圆圈，当双掌向上的时候需要吸气，双掌向下的时候则需要呼气。这套动作实际上就是对胸腹部的穴位进行自我按摩。

其中按摩过程中所涉及的穴位包括：乳中穴、乳根穴、章门穴、膻中穴、上脘穴、中脘穴、神阙穴、气海穴、天枢穴等穴。

推搓胸腹部对于胸腹部脏器的功能性疾患，比如说胸闷、冠心病的缓解期、气短、胃脘痛、腹痛、便秘、腹泻和消化不良等都具有一定的疗效。就上、中、下三焦而言，上焦心、肺主升发，中焦脾、胃、肝主运化，下焦肾主阴阳之本。上、中、下三焦调和能保证全身气化的正常。从虚实的角度来看，脏腹的功能性疾病是分虚证与实证的，实证宜通，虚证宜补。不管是虚证还是实证，都可以通过推搓胸腹部来起到一定的调节作用。所以说，经常推搓胸腹部能够改善心血管系统、呼吸系统、消化系统和泌尿生殖系统的功能。

第二节　对症养生操：健康就要从头到脚

强健腕手操：增加手腕力量，缓解手部疲劳

强健腕手操共涉及身体当中 3 条经脉上面的 5 个腧穴。这套操共有 3 节。运动员在参加比赛前 3 ~ 5 分钟进行联系，可以有效解除运动员腕、手部的疼痛和疲劳，从而增加其腕、手部的力量，有助于提高运动成绩。比赛后用加重的手法继续做，可以解除运动后所出现的疲劳。这套操非常适合乒乓球、篮球、排球、武术等项目的运动员选用。

1. 对掐双阳（阳谷、阳溪）穴

阳谷穴属于手太阳小肠经，这个穴位位于腕背横纹尺侧端、尺骨小头前凹陷的位置。

阳溪穴属于手阳明大肠经，这个穴位位于腕背横纹桡侧端、拇指伸肌腱与拇指长伸肌腱之间的凹陷的位置。

以上所说的这两个腧穴可以用来治疗热病、臂外侧疼痛、头痛以及目赤肿痛等症。进行强健腕手操之前，要注意保持正坐或者直立的预备姿势，右手掌将左手背侧握住，拇指、示指或者是中指指尖分别掐按在阳谷穴、阳溪穴上，掌心朝下，置于胸腹前。

具体动作如下。

（1）将手腕向掌侧屈至最大限度，同时拇指、示指或中指对掐阳谷、阳溪穴。

（2）还原成为预备姿势，用拇指、示指或者是中指对掐穴位，不要放松。

（3）动作（3）—（4）与动作（1）—（2）相同，进行 2 个八拍，再换左手对掐右手上的阳谷穴、阳溪穴，再进行 2 个八拍，总共进行 4 个八拍，动作结束的时候还原成为正坐或者是直立的姿势。

在对掐穴位的时候，要注意以局部出现酸、麻、胀、痛的感觉为佳。

2. 揉按手三里穴

手三里穴属于手阳明大肠经，位于曲池穴下 2 寸的地方（曲池穴位于屈肘肘横纹外端的凹陷当中）。

这个穴位可以用来主治：齿痛、腹痛、上肢不遂、网球肘、腰背痛等症。

取正坐或者是分腿直立的预备姿势，左臂下垂于体侧，右手握住左臂，示指、中指尖按在手三里穴上面。

具体动作如下。

（1）将左臂向前伸出，掌心朝下。

（2）掌心向上翻，翻完之后立即还原，用示指、中指的指尖用力对穴位进行点按。

（3）重复动作（2）。

（4）还原成为预备的姿势。

（5）动作（5）—（8）与动作（1）—（4）相同，先进行 2 个八拍，然后再换左手对右手的手三里穴进行点按，接下来再进行两个八拍，总共进行 4 个八拍，动作结束后还原成为正坐或者是直立的姿势。

在揉按穴位的时候注意一定要找准穴位，点按穴位以局部出现酸、麻、胀、痛感为佳。

3. 拍打双曲（曲池、曲泽）穴

曲池穴属于手阳明大肠经，位于屈肘时肘横纹桡侧端凹陷的地方。

曲泽穴属于手厥阴心包经，位于肘横纹中、肱二头肌腱尺侧缘。

以上这两个腧穴可以用来治疗肘臂痛、腕手无力、目赤肿、咽喉痛、腹痛以及热病等症。

拍打之前要保持正坐或者是直立的预备姿势，两臂自然下垂，掌心朝前。

具体动作如下。

（1）用右手掌对左侧的曲泽穴进行拍打。

（2）还原成为预备的姿势。

（3）动作（3）—（4）与动作（1）—（2）相同。不过要注意应该以左手掌对右侧的曲池穴、曲泽穴进行叩打，共进行 4 个八拍，动作结束后还原成为正坐或者是直立的姿势。注意在拍打穴位的时候力量不宜过大。

强健腰背操：助背力，解除疼痛和疲劳

强健腰背操共涉及身体三条经脉上面的五个腧穴。运动员在比赛前 3 ~ 5 分钟做这套动作的话，可助背力，解除疼痛以及疲劳，从而可以提高运动成绩。比赛后再用加重的手法做这套操可以解除运动后所产生的疲劳。这套强健腰背操非常适合跳高、跳远、举重等项目的运动员进行练习。

1. 拍打腰背部穴

肾俞穴属于足太阳膀胱经，位于第二腰椎棘突下，旁开 1.5 寸的地方。

气海俞穴属于足太阳膀胱经，位于第三腰椎棘突下，旁开 1.5 寸的地方。关元俞穴属于足太阳膀胱经，位于第五腰椎棘突下、旁开 1.5 寸的地方。

以上这几个腧穴均可以用来治疗腰痛、急性腰扭伤、月经不调、小便不利等症。拍打腰背部穴位之前先要保持分腿直立（同肩宽）的姿势，双臂自然下垂于体侧。

具体动作如下。

（1）双手掌（背）对背部两侧的肾俞穴、气海俞穴、关元俞穴进行拍打。

（2）动作（2）—（8）与动作（1）相同。共进行 4 个八拍，动作结束后还原成为直立的姿态。

注意在对穴位进行拍打的时候力量一定要适度。

2. 顶按环跳穴

环跳穴属于足少阳胆经，这个穴位位于股骨大转子与骶管裂孔连线的外 1/3 与内 2/3 交界的地方。

这个穴位可以主治挫闪腰痛以及坐骨神经痛等症。

顶按环跳穴之前要保持分腿直立（同肩宽）的预备姿势，将两只手握拳，用示指背面的掌指关节对环跳穴进行顶按。

具体动作如下。

（1）按照顺时针方向的腰绕环一周，同时两拳用力对环跳穴进行顶按。

（2）动作（2）—（8）与动作（1）相同，进行 2 个八拍，然后再

进行逆时针方向的腰绕环，再进行 2 个八拍，总共进行 4 个八拍，动作结束后还原成为直立的状态。注意在顶按穴位的时候一定要用力，以局部出现酸、麻、胀、痛的感觉为佳。

3. 搓腰眼穴

腰眼穴属于经外奇穴，位于第四腰椎棘突下、旁开 3.5 ~ 4 寸的地方。

这个穴位可以用来主治腰痛、尿频等症。

搓腰眼穴之前要注意保持分腿直立（同肩宽）的预备姿势，将双手掌放在两侧腰眼穴的上面。

具体动作如下。

（1）将双手向下进行推摩，一直到掌根推摩至骶髂关节处为止。

（2）还原成为预备姿势。

（3）动作（3）—（4）与动作（1）—（1）相同。

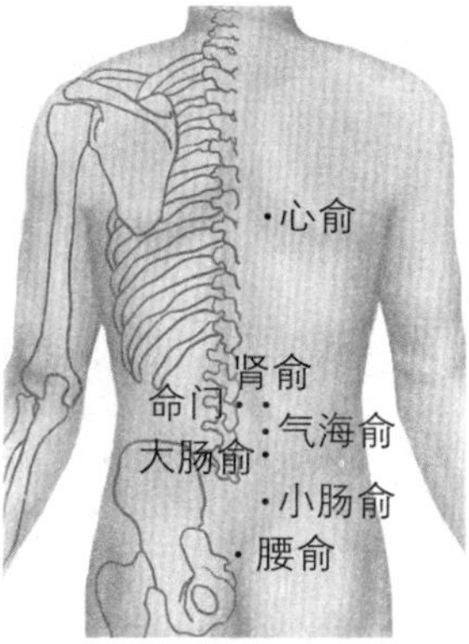

心俞穴、肾俞穴、气海俞穴、大肠俞穴、小肠俞穴、腰俞穴、命门穴

总共进行 4 个八拍，动作结束后还原成为直立的姿态。

注意在搓摩腰眼穴的时候要以感到腰部发热为好。

强健膝股操：加强膝股功能，除疲劳

强健膝股操总共涉及身体两条经脉上的四个腧穴。在比赛前 3 ~ 5 分钟，运动员用轻手法做这套操，有助于加强膝、股部的功能，可以解除疲劳和疼痛。比赛后再用加重手法去做，可以消除运动之后出现的疲劳感。非常适合篮球、排球、足球、举重等项目的运动员进行练习。

1. 叩打风市穴

风市穴属于足少阳胆经，位于大腿外侧中间、腘横纹水平线上 7 寸的地方。对于风市穴，具有一个简便的取穴方法：将身体直立，手臂下垂，五指伸直，中指尖下即是风市穴。

风市穴主治腰腿疼、下肢瘫痪，是用来祛风的要穴。

叩打之前先保持直立的预备姿势，两臂自然下垂于体侧，两手半握成拳状，拳眼朝前。

具体动作如下。

（1）将右腿屈曲抬起，右拳对右侧的风市穴进行叩打，左臂自然后摆。

（2）还原成为预备的姿势。

（3）动作（3）—（4）与动作（1）—（2）相同，但是方向却是相反的，左手对左侧的风市穴进行叩打，右臂自然后摆，共进行4个八拍，动作结束后还原成为直立的状态。

注意穴位一定要找准确，叩打穴位的力量也要保持适度。

2. 叩打双陵（阳陵泉、阴陵泉）穴

阳陵泉穴属于足少阳胆经，这个穴位位于腓骨小头前下方的凹陷当中。

阴陵泉穴属于足太阴脾经，这个穴位位于胫骨内下侧髁下缘的凹陷当中。

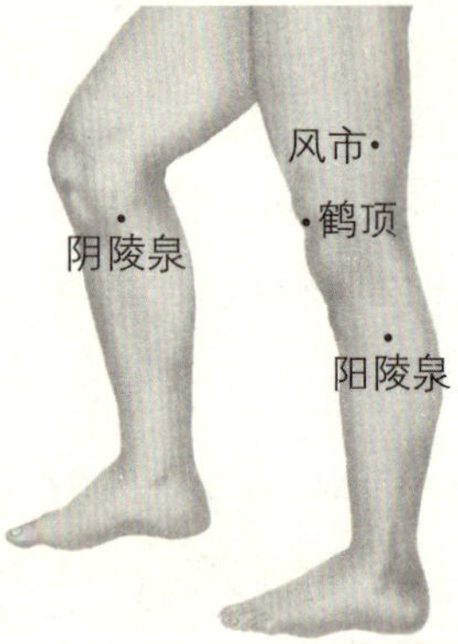

风市穴、阳陵泉穴、阴陵泉穴、鹤顶穴

这两个穴位一般用来主治消化系统、泌尿系统的疾病和热病等症。

叩打之前要保持直立的预备姿势。

具体动作如下。

（1）左腿向左前方出一步，将身体的重心转移至左腿，右脚跟提起，同时两臂侧平举，掌心朝下。

（2）两臂从体侧下落，同时将右膝提起，双手掌用力对阳陵泉穴、阴陵泉穴进行拍打。

（3）还原成为动作（1）。

（4）还原成为预备姿势。

（5）动作（5）~（8）与动作（1）~（4）相同，但是方向相反，用双手掌对左侧的阳陵泉穴、阴陵泉穴进行拍打，共进行4个八拍，动作结束后还原成为直立的状态。注意在拍打穴位的时候，除去用掌拍也可以用半握的拳进行叩打。

3. 揉按鹤顶穴

鹤顶穴属于经外奇穴，这个穴位位于屈膝、髌上缘正中的凹陷当中。

鹤顶穴主要用来治疗膝关节酸痛、腿足无力以及瘫痪等症。

揉按之前，保持体前屈的预备姿势，双手拇指尖扶在两膝的鹤顶穴上面。

具体动作如下。

（1）双手拇指旋转一周。

（2）动作（2）—（8）与动作1相同，总共进行4个八拍，动作结束后还原成为直立的状态。

注意在找穴位的时候一定要找准确。

强健足踝操：舒筋活络，消疼痛

强健足踝操总共涉及身体三条经脉上面的三个腧穴。在比赛前3～5分钟，运动员可以用轻手法做，有助于加强足踝功能，同时还具有舒筋活络、消肿止痛的功效。比赛后再用加重的手法做，可以解除运动后所产生的疲劳。这套操非常适合跳高、跳远以及足球等项目的运动员进行练习。

1. 掐昆仑穴

昆仑穴属于足太阳膀胱经，它位于外踝与跟腱之间的凹陷当中。

这个穴位主要用来治疗头痛、项强、目眩、鼻衄以及足踝肿痛等症。

进行掐按之前要先保持正坐的预备姿势，全身放松，上体自然后靠到椅背上面，将左脚抬起、置于右侧的大腿上面，左手掌扶在左膝上面，右手的拇指、示指、中指对扶在昆仑穴、太溪穴上面。

具体动作如下。

（1）拇指、示指、中指对昆仑穴、太溪穴进行对掐。

（2）还原成为预备的姿势。

（3）动作（3）—（4）与动作（1）—（2）相同，进行2个八拍，再换左手对右侧的昆仑穴、太溪穴进行对掐，再进行2个八拍，总共进行4个八拍，动作结束后还原成为正坐。

注意穴位一定要找准确，对掐穴位以局部出现酸、麻、胀、痛感为佳。

2. 揉按解溪穴

解溪穴属于足阳明胃经，这个穴位位于足背踝关节横纹的中央，拇长伸肌腱与趾长伸肌腱之间的位置上。

解溪穴主要用来治疗头痛、目眩、脚腕痛、腹胀、便秘以及下肢痿痹等症。

揉按之前保持正坐的预备姿势，上体自然后靠到椅背上面，右脚足跟放在左脚的解溪穴上。

具体动作如下。

（1）保持足跟向上的姿势，对解溪穴进行揉按，揉按完毕之后立即还原。

（2）动作（2）—（8）与动作（1）相同，进行2个八拍，再换左脚跟对右脚的解溪穴进行揉按，再进行2个八拍，总共进行4个八拍，动作结束后还原成为正坐的姿势。

注意，在搓按穴位的时候力量不宜过大，以免伤及皮肤。

3. 拍打悬钟穴

悬钟穴属于足少阳经的俞穴，这个穴位位于外踝上3寸、腓骨后缘。

悬钟穴主要用来治疗足胫挛痛、腹胀满以及胁痛等症。

保持正坐的预备姿势，上体自然后靠在椅背上面，并将双手放在两侧的大腿上面。

具体动作如下。

（1）双手掌对两侧的悬钟穴进行拍打。

（2）动作（2）—（8）与动作1相同，总共进行4个八拍，在动作结束之后还原成为正坐的姿势。

注意，在拍打穴位的时候，力量不宜过大，以局部感到舒适为好。

第三节　古代经络导引操图解

最简单的修阳真方——经络导引养生功

经络导引养生功把小周天和大周天结合起来，能起到通经活络、通畅气血、引气归元的作用，使元精、元气、元神充沛，达到有病祛病、无病健身延年的目的。专家认为，这套功法最适合无暇锻炼的职业男性和活动不便的患者。因为它不受场地、时间的限制，只需坐姿即可，时间 1 ～ 5 分钟，可根据个人情况而定。

经络导引养生功共分为六步。

第一步：练功前的准备，采取端坐式，项挺直，目向前平视，闭口、舌抵上腭，全身放松，思想安静、洒脱，自然呼吸，气要均匀。

第二步：以意领气，先由会阴（在肛门与外生殖器之间）开始上

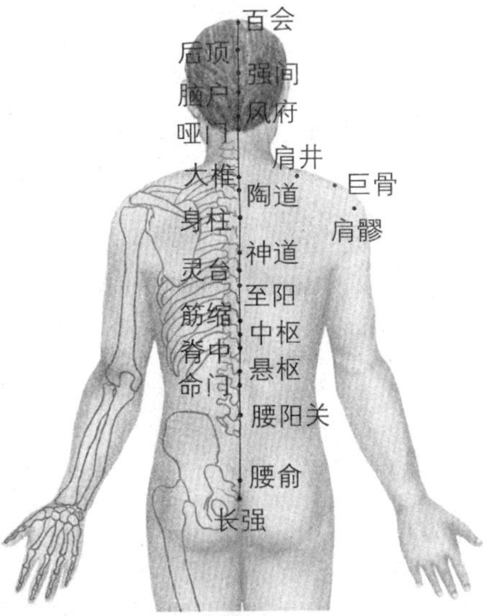

督脉

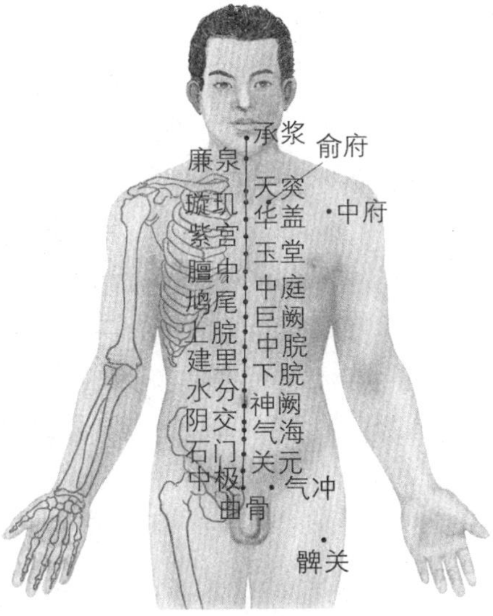

任脉

入发际，沿任脉的关元、神阙、膻中、天突、廉泉到头顶；沿督脉由头顶下行至风府、大椎、至阳、命门至尾闾骨（即尾骨），归会阴，再上入小腹。

第三步：由小腹向左行至气冲、髀关，沿足阳明经直下到内庭（足背第二、三趾间缝纹端），走足心涌泉，再从足三阴（大腿的内侧）由下向上行经阴廉（气冲穴直下二寸，大腿根部）到气冲穴，右侧循行路线与左侧运行方向相同。

第四步：由气冲穴到任脉的曲骨穴经关元、气海、神阙、中脘、膻中到天突。

第五步：由天突向右经俞府、中府到肩井、巨骨、肩髎穴，沿手阳明向下到阳池，再分别下行至大、示、中、无名、小指之后，从手三阴由下向上到极泉（在腋窝顶点，腋动脉搏动处），经中府、俞府，到天突穴，再向右行与左侧运行路线相同。

第六步：由天突向上到廉泉穴，因舌抵上腭，使任督相通，经气到头顶，再向下到风府，沿督脉直下至尾闾，回归会阴，再上行至丹田到终止。

经络导引的正确姿势：调身

在长期的练功实践当中，历代养生家们总结出了练习导引术所必须遵循的几大要素，也就是调身、调息和调心。在此我们要说的便是调身，所谓调身，是指将身体放松，对身体姿势进行调整，从而进行一定的身体动作。

调身可以集中注意，安定心神。调身的基本要求是形正体松，气运自然。形正则生势，静则有顶天立地、包容宇宙之气概，动则敏捷迅速，有排山倒海之势。体松是紧中求松，刚柔相济，做到松而不懈，紧而不僵。

锻炼中经常用到的调身姿势是坐、卧、站、行，这四种姿势各自都有着自己的特点和效用，在实际应用的时候，应该根据自身的病情、体质、练功情况以及习惯等去进行选择。

1. 坐式

坐式包括平坐式、靠坐式和盘膝式三种。平坐式指端坐在方凳上，高度以躯干与大腿、大腿与小腿各呈 90° 角为宜，两足着地，两膝左右分开与肩同宽，双手自然放在膝或大腿上，下颌微收，松肩含胸，口眼微闭，舌抵上颚。靠坐式是指坐于椅上，背靠椅背，其余同平坐式。盘膝式又分自然盘膝式、单盘膝式和双盘膝式三种。自然盘膝式是两腿自然交叉成“八字形”，两足压在两侧大腿下，两手放在膝上，或结手印置小腹前。单盘膝式是将一侧小腿置于另一侧小腿上，双盘膝式是将左足置于右腿上，右足再放在左腿上，足心向上，双盘膝式坐式稳固，易于入静，一般人不易做到。

2. 卧式

卧式包括仰卧和侧卧两种。仰卧式即平卧于床上，或用枕头将背部垫高垫实，呈斜坡状，四肢自然放松伸直，两手十指松展置于身侧，或相叠置于小腹上。侧卧式左右侧卧均可，一般以右侧卧有利于心脏活动、肝脏藏血和胃肠排空。枕高应同侧肩宽，头稍向前、上侧手掌自然放于髋部，下侧手臂自然屈肘，手心向上置于枕上，距头 2 寸许；将下侧的大腿略微向前屈，小腿保持自然伸直，上侧大腿叠放，屈膝大约呈 120° ，足部着床。这个姿势适合体弱者或者是睡前练功时使用。

3. 站式

站式还被叫作站桩，具有很多样的形式。最基本的站式是自然站式：两脚平行，与肩同宽，双膝微屈，收胯敛臀，直腰松腹，含胸拔背，沉肩坠肘，松腕虚腋，两臂自然下垂，两手自然置于裤缝处。头正平视，口唇轻抿，舌抵上颚。

根据膝关节的弯曲程度，可以将站式分为高、中、低 3 种。根据手臂的姿势可分为自然式、下按式（屈肘，两手掌心向下，有意下按）、按球式（两臂屈肘呈怀抱状，两手置于脘腹前，手心向下如按水上气球）、抱球式（掌心向内，指尖相对，如怀抱大球状），三圆式（臂如抱球式，手指如握球状，形似虎爪，足尖稍向内扣，形成足圆、手圆、臂圆）、佛掌式（两手合十置于胸前）等。

4. 行式

在保持静立 2 ~ 3 分钟之后，先迈出左脚，走路的时候先用足跟部位着地，足趾用力抓地而蹬，上体和上肢随之自然摆动，全身放松，意守下丹田或者是命门部位。可配合呼吸，呼气时提肛收腹，吸气时松腹，气贯丹田。

经络导引的呼吸调准：调息

调息，在古代还具有吐纳、练气和调气等称谓，指的就是进行呼吸的调整以及锻炼。进行调息不仅有助于意守入静和身体的放松，同时还可以调和气血、协调阴阳，对内脏也具有一定的按摩作用。

“顺其自然，勿听其自然”是调息的基本要求，在自然呼吸的基础上还要进行逐步的调整。无论选用哪种呼吸方法，均应从形体放松、情绪安宁入手。练呼吸应自然柔和、循序渐进，不能刻意追求，急于求成。常用的调息方法如下。

1. 自然呼吸法

这种方法指的是不加意念，顺乎自然呼吸。这是呼吸锻炼的起点。

2. 腹式呼吸法

在进行腹式呼吸法的时候，由于横膈会随呼吸运动，所以会对内脏起到一定的按摩作用，令内脏的功能得到增强。吸气时膈肌下降，腹部外凸；呼气时膈肌上升，腹部内收者为顺腹式呼吸。吸气时腹部内收，呼气时腹部外凸者则为逆腹式呼吸。一般认为，逆腹式呼吸更能加强肠胃的功能。

3. 脐呼吸法

这种呼吸方法是一种高度轻慢柔和的呼吸方法。当练功进入高探境界，呼吸变得异常微弱，口鼻中空气出入已无感觉。只有丹田内有极其微弱的起伏。古人认为类似胎儿在母体内之脐带呼吸，故又名胎息。

4. 开合呼吸法

这种方法是在胎息法的基础上面，去意想全身的毛孔都在随着呼吸而一开一合。吸气时，意想自然界之清气从全身毛孔吸入体内，呼气时，意想体内浊气从毛孔呼出体外。此法又称体呼吸或毛孔呼吸法。

5. 提肛呼吸法

进行提肛呼吸的时候，在吸气时，要稍微注意提起会阴部；呼气时，则将其放下。

为了能够将其与意念活动的配合加强，还可以同时采取数息、听息以及随息的方法，这样便可以排除杂念，恢复安宁。“数息”指的是对鼻端呼吸出入的次数进行默数；“听息”指的是两耳对自己呼吸的出入进行默听。不计次数；“随息”指的是意念注意鼻端呼吸的轻微出入，不用计算次数。

经络导引的意念锻炼：调心

调心是调身、调息、调心这练功三要素中的一个，指的是自觉去对意识活动进行控制，使之达到集中和专一，从而符合练功的要求，实际上就是意念的锻炼。《天台止观》中将调心分成了三步：入定、住定、出定。调心的基本要求是要做到“清心寡欲”，排除杂念，以达到“入静”的状态。

调心的意义，首先便是宁神、聚精、养气，使精充、气足、神全。其次是以意领气，调节气血运行，使气血顺畅，阴平阳秘。

调心的常用方法如下：

1. 注意放松身体

要有意识地令身体放松下来，姿势安稳舒服自然。放松身体的功法有放松功等。

2. 注意身体的某个部位

在已经实现了整体的安静之后，将意念高度集中到身体的某个部位上面，体验其各种感觉，这种做法通常被称为“意守”“凝神”。常用的意守部位如丹田，一般指腹部下丹田，意守丹田可使元气归根，交通心肾，培补元气。另外还有足三里、大敦、涌泉、命门、少商、中冲等部位。

3. 注意呼吸

将意念集中到呼吸上面，并且有意识地进行调整，使之缓慢而又深长，以利于排除杂念，可采用随息、数息或听息法。

4. 默念字句

通过默念字句的方式，可以将心中的杂念排除，同时也是一种自我暗示性意守。如呼气时念“松”，吸气时念“静”，也可根据不同情况选择字句默念。

5. 注意身体外部

一个人，如果心肝火旺的话，便很容易烦躁不安，这样便难以对身体内部进行注意，这个时候便可将意念集中于身体外部环境其一目标，如花朵、绿树、天空、墙壁等，也称“守外”。

6. 观想法

观想法指的便是用想象产生幻觉、幻想，从而令意念集中，像内视、存想、观想等都属于观想的范畴。内视，即将眼睛闭起，对自己身体的某一部位或者是脏腑进行内视，所谓观想也就是幻观，所谓以意领气，又被称为意行法，指的是用意去引导体内的气，令其沿任、督脉等进行周流。

第四节　最适合中老年人的经络养生操

头面部经络操：耳不鸣，眼不花

很多老年人上了年纪就会首先觉得耳朵听力下降，看东西变得模糊。

从中医的角度看，人体的肾脏随着年龄会逐渐出现亏虚的情况，如果不加以改善的话，就会出现衰老的迹象，包括听力、视力、行动方面的退化。平时的时候可以从食补上多进行一下调养，让肾脏不过早地出现亏虚，这样便能够让身体衰老得变慢一些，听力也会清晰，视力也会清楚。所以说解决耳聋眼花的最根本问题就是解决肾虚的问题。

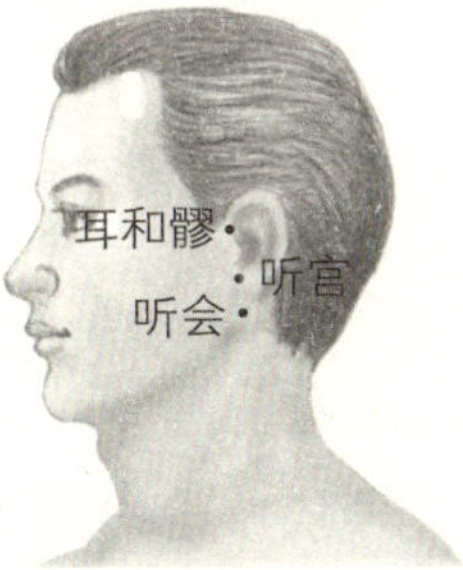

听宫穴、听会穴、耳和髎穴

因为肾开窍于耳，眼睛也是跟肾脏密切相关的。所以在进行足部的按摩时，就应该对肾、输尿管和膀胱的反射区刺激，这样耳朵和眼睛功能也会强化。当然想要治疗听力和视力的下降，光按摩肾、输尿管和膀胱的反射区是不够用的。要适当加一些大脑、耳、眼反射区的按摩，每天这样按摩就能调节身体的机能，帮助预防出现老年人的耳聋和眼花。

同时手上的一些反射区也可以用来治疗老花眼。即位于手掌上的心包区，示指上的商阳，小指上的少泽，还有眼点和养老穴。

具体治疗方法为：对每个反射区（或穴位）进行指压按揉，尤其应在养老穴和眼点各做 10 ~ 15 次的指压、按、揉，疗程为 1 ~ 3 个月。对这个反射区的刺激方法是多种多样的，如指压法、圆珠笔尖刺激法等。

人体的头部有很多穴位是和视力、听力有关，按摩这些穴位就可以直接让耳朵和眼睛都变得异常清晰。但是头部的穴位那么多，要是记不住怎么办呢。首先要找到一个可以定位的穴位——百会穴。百会穴是人体最高的穴位，它就在头顶的位置，找百会穴只需要将两个耳尖连接起来，在中心的地方就是百会穴。了解了百会穴的位置，从百会穴开始向下方用手指梳理，沿头部分别做前侧、两侧和后方的梳理，用手指每隔一段距离就向下点按。这样就会在头部的穴位上产生作用。

血浆清浊操：清除高脂血的烦恼

高脂血症指的是血液中一种或者几种脂肪含量过高所导致的病症，一般会以胆固醇和三酰甘油的含量为诊断依据。患者大多都是老年人，但是近年来，年轻患者的数量正在迅速增加。该病是高血压、冠心病、脑血管病、糖尿病以及胆结石等疾病的重要诱因，它的危害具有隐匿性、进行性和全身性的特点，是身体健康乃至生命安全的重大隐患。

在日常生活当中，如果想要清除血液中多余的脂肪，不妨试试血浆清浊操。

这套操主要便是对特定经络、穴位进行敲打。日常生活当中，人们会摄入大量高蛋白、高脂肪的食品，而运动量又相对不足，所以便会导致血浆中脂肪大量囤积，血液流动缓慢，这是形成高脂血症的主要原因。与现代医学观点类似，中医也认为，胃火旺盛、脾气虚弱、肝肾阴虚，使大量的肥甘之物进入体内，但膏脂又输化不利而致以痰浊为本病重要的致病因素。敲打特定的经络和穴位可以调节脏腑功能，调整膏脂的传输、利用和排泄，促进血液循环，从而有效防治高脂血症。

血浆清浊操离不开以下这 3 个有效的穴位：

1. 中脘穴

用示指、中指对中脘穴进行 50 次点按，力度要适中。刺激中脘穴可以降逆利水、清热利湿、安神定志，能够有效消除头晕、耳鸣、心烦等高脂血症状。

2. 气海穴

用示指、中指对气海穴进行 50 次点按。刺激气海穴能够有效增强身体的免疫力，消除高脂血症引起的遗精症状。

3. 丰隆穴

用拇指对丰隆穴进行 50 次点揉。刺激丰隆穴可以调和脾胃，加强人体内的气血流通，促进水液代谢，对因痰浊淤滞经络而导致的高脂血症具有显著的疗效。

在按揉完这 3 个穴位之后，再用拇指点按头顶百会穴 30 秒；双手拇指点按两侧风池穴 1 分钟；用经络锤自上而下对督脉进行敲打，从大椎穴一直敲至至阳穴；示指和中指并拢对任脉进行点按，从膻中穴直至关元穴。对中脘、气海穴的点按可以稍微久一些。

简单有效的降压操：降血压像下楼一样

根据中医学的观点，高血压主要是由情志失调、饮食不节和内伤虚损，而使肝肾阴阳失衡、气血功能逆乱所导致的，根据症状的不同，中医将其分为肝阳上亢、肝肾阴虚、阴阳两虚、气血亏虚等几种类型。治疗高血压，中医讲究“病”“证”结合，辨证论治，即不仅仅是单纯降低血压，还要调整机体阴阳、气血，从根本上解除高血压发病的原因。因此，敲打经络时当以调和阴阳、滋养肝肾、疏肝理气、平肝降逆、活血降压为关键，以达到有效预防和治疗高血压的目的。

在此向高血压患者介绍一套简单有效的降压操，也就是按摩穴位加拍打的方法。

1. 人迎穴

通过单手示指分别对两侧人迎穴进行点按，各点按 30 次。人迎穴具有调理阴阳的作用，适当刺激此穴可以调节心脏排血量，从而使血压下降。

2. 桥弓穴

用拇指对桥弓穴进行推抹，共推抹 10 次，力度要轻柔，刺激这个穴位，可以使人的心率减慢、血管扩张，从而有效降压，但切忌对两侧同时进行刺激，以免血压降得太快，使人突然晕厥。

3. 巨阙穴

用示指、中指对巨阙穴进行点按，共计 50 次。此穴与心脏的活动密切相关。适当刺激此穴，可以安定精神、稳定血压。高血压患者在紧张、心烦、发怒时，可用双手重叠按压于此。

4. 风池穴

使用双手的拇指对风池穴进行点按，共点按50次，然后双手提捏颈部肌肉。此法可明显改善颈部、脑部的血液循环，缓解头晕、眼花、失眠等症状。

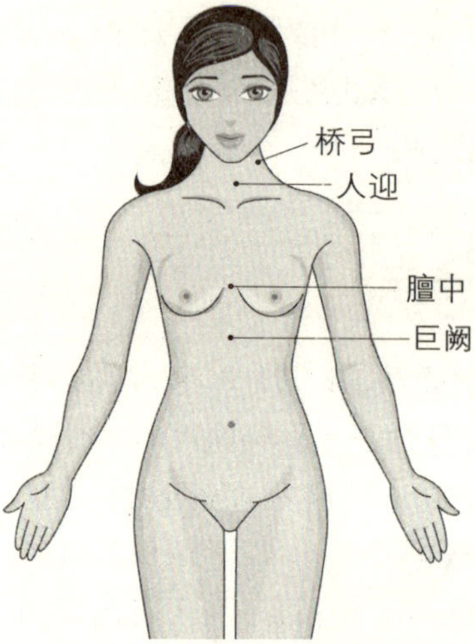

人迎穴、桥弓穴、巨阙穴

5. 天柱穴

用单手的拇指、示指对左右天柱穴进行捏揉，共进行30次。天柱穴位于血管和神经通路的关卡处，适当刺激此穴可调节人体血液循环和自主神经，从而有效降压。

6. 劳宫穴

用右手拇指的尖端掐按左手劳宫穴30次。适当刺激劳宫穴可抑制精神兴奋。当高血压患者心理紧张、血压增高时，用拇指轻轻按压劳宫穴，就能产生良好的降压效果。

7. 合谷穴

用一手的拇指对另一手的合谷穴掐按20次。刺激合谷穴，可抑制神经的过度兴奋，缓解颈血管的紧张度，从而达到降低血压的目的。

8. 曲池穴

用拇指对曲池穴进行50次点揉。曲池穴属于手阳明大肠经，有清热解毒的作用。其调节血压的功效已被现代医学所证实。

除去穴位按摩之外，这套降压操还包括如下一套简易敲打方：

用十指尖端由前发际向后做梳头式推抹，共推抹10次。

将两手示指并拢，自神庭穴推抹至哑门穴，反复进行10次。

用双手示指和中指从印堂穴向两侧点按直至太阳穴。反复进行5次。

先后推左右桥弓穴1分钟，再点按人迎穴30秒，然后再对胸部两侧各进行10次推抹。

用双手示指和中指沿任脉自膻中穴点按至神阙穴，重点是膻中和巨阙。

用两手的示指和中指分别对风池、天柱穴进行点按。

用单手拇指自大椎穴推至风府穴，重复进行 5 遍。

用掌根沿着膀胱经自上而下进行推拍，这样可以充分刺激肝俞、肾俞和命门穴。

用左右拇指对右手劳宫、内关、曲池、尺泽、手三里穴各进行 30 秒的点按。

用一手的拳心沿着另外一只手上的心经进行敲打，从少海穴一直敲打至神门穴。反复进行 2 次。

用一手拇指对另外一只手的合谷穴进行按压，示指按压后溪穴，并同时点按两个穴位，共进行 1 分钟。

大致沿胃经自上而下先后敲打两条小腿的前侧，反复进行 5 遍。

左手将左脚脚腕抓住，轻轻向外转动 20 次，然后换腿重复。

将两脚的大趾抓住，一边转圈，一边按揉，对于大脚趾的根部尤其要重捏。

用拇指对左右太冲、然谷（位于足内侧）、悬钟、涌泉（位于足底）穴进行按捏，各进行 1 分钟。

作为心脑血管疾病的重要危险因素，高血压可导致心、脑、肾、血管、眼底结构和功能发生改变，甚至是产生损害。因此，学会自我防治和调理高血压便显示出了极其重要的意义。

在对这套降压操进行操作的时候，一定要注意坚持，持之以恒，必然能够看到效果。

益气活血操：远离冠心病烦扰

直到现在，现代医学都没有能够将冠心病的病因完全探明，但是大家普遍认为，高血压、高血脂、内分泌功能低下等均与本病关系密切。中医则追本溯源，认为冠心病的发生是由于年老体衰，脏腑功能虚损，阴阳气血失调，加之七情六淫的影响，导致气滞血瘀，胸阳不振、痰浊内生，使心脉痹阻而致病。故敲打特定的经络和穴位可益气活血，消除微循环障碍，调节人体的整体功

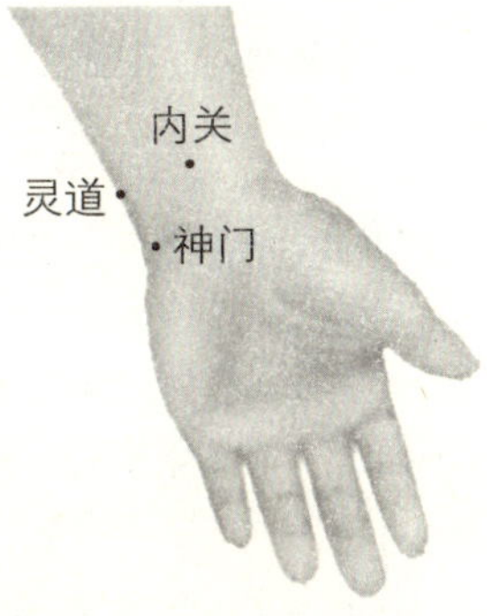

内关穴、神门穴、灵道穴

能，从而达到防治此病、缓解不适症状的目的。

除去敲打经络之外，治疗冠心病还可以采取按摩特效穴位的方法。

1. 内关穴

用拇指对内关穴进行点按，共点按 100 次。内关穴是手厥阴心包经的合穴，对于治疗冠心病等心脏病具有显著的疗效。点按内关穴能够迅速对心率进行调整。

2. 灵道穴

用示指和中指对灵道穴进行 100 次按压。灵道穴为手少阴心经的要穴。许多冠心病患者在对左灵道穴进行按压的时候都会出现压痛感。坚持点按此穴可以令心绞痛的症状得到显著的减轻。

3. 神门穴

用拇指对手部的神门穴进行点按，共点按 100 次，力度要比较轻才好。对神门穴进行刺激能够起到调节中枢神经，改善冠心病患者的左心功能，扩张冠状动脉的作用，从而可以有效地治疗冠心病和心绞痛等症。

还有一个简易的敲打方同样可以用来治疗冠心病。

（1）用示指、中指对头顶的百会穴进行点按，时间保持在 1 分钟。

（2）用双手的示指、中指从印堂穴开始点按，一直按到两侧的太阳穴处。

（3）用双手的拇指、示指对整个耳背进行按捏。

（4）再用一手掌侧沿心经的循行线对另外的手臂进行自下而上的剁击。然后再点按内关、灵道、神门等穴位，共进行 1 分钟。

冠心病的患者除了对一些方法的掌握之外，平时还应该多注意饮食，保持清淡适中的饮食结构是最好的。

肝经调理操：让血管再次柔软起来

一般情况下，老年人血管硬化的发生率比较高，到一定程度血管就会破裂，很容易脑出血，也就是中风。中医认为，血管老化是因为饮食内伤、劳累伤身、情绪不佳使身体内产生各种废物堆积在血管，同时如果人体血液总量不够，肝脏就会不清洗或清洗不够，血液就变得越来越脏，腐蚀血管，使血管变得又硬又脆，从而埋下健康的隐患。

因此，从经络医学的角度来讲，只要对自身经络进行精心的调养，老化的血管是可以恢复弹性的。敲肝经就是预防血管硬化的最好方法。因为肝主筋，血管是筋脉的一种，所以肝经软化血管的作用毋庸置疑。

具体操作方法：握拳沿着腿内侧线敲，每天敲肝经 15 分钟，特别是那些生活习惯不好的人，更要坚持，力度以感觉酸疼舒适为最好。

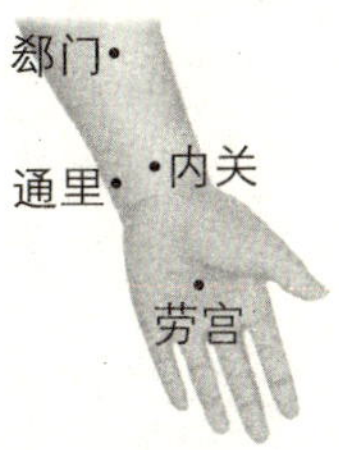

内关穴、劳宫穴、通里穴、郄门穴

手部按摩对动脉硬化的发展有较好的防治作用，主要通过刺激一些相关的穴位以调节血管的舒缩功能，减少三酰甘油、胆固醇等在体内的堆积，从而动脉硬化的加重。

选取内关、劳宫、通里、郄门、合谷等穴位。

选取肾、输尿管、膀胱、肺、垂体、甲状腺、甲状旁腺、睾丸或卵巢、大脑、颈项、颈椎、腹腔神经丛、心脏等反射区。头穴、心肺穴、肾穴等反射点。

按揉或推按内关、劳宫、肾、输尿管、膀胱、肺、心脏、心肺穴各 200 ～ 300 次。上述穴位根据不同类别选择 1 ～ 2 个配合使用，每穴按摩 50 ～ 100 次，每天按摩 1 次，长期坚持有利无害。以手部按摩防治动脉硬化只是 1 个辅助疗法。

内分泌调节操：小便不再含糖

糖尿病是继恶性肿瘤、心血管病之后又一危害人类健康的重大疾患，它治疗时间长，并发症多，对身体危害极大。如何让困扰人们的糖尿病得到及时和行之有效的治疗是人们所关注的问题。药物降糖和饮食降糖虽有一定的作用，但受到药量、种类的限制，而且多数降糖药有不同程度的毒、副作用。因此，人们很自然地倾向于非药物疗法，而自己可以操作的自我按摩疗法，则越来越被人们所认可。

通过自我按摩可达到调整阴阳，调和气血，疏通经络，益肾补虚，清泄三焦燥热，滋阴健脾等功效。具体手法如下。

（1）抱腹颤动法：双手抱成球状，两个小拇指向下，两个大拇指向上，两掌根向里放在大横穴上（位于肚脐两侧一横掌处）；小拇指放在关元穴上（位于肚脐下 4 个手指宽处）；大拇指放在中脘穴上（位于肚脐上方一横掌处）。手掌微微往下压，然后上下快速地颤动，每分钟至少做 150 次。此手法应在饭后 30 分钟，或者睡前 30 分钟做，一般做 3 ~ 5 分钟。

（2）叩击左侧肋部法：轻轻地叩击肋骨和上腹部左侧这一部位，约为 2 分钟，右侧不做。

（3）按摩三阴交法：三阴交穴位于脚腕内踝上 3 寸处，用拇指按揉，左右侧分别做 2 ~ 3 分钟。

泡脚和泡腿配合按摩效果会更好，可以增加按摩的作用。以上疗法每天做 1 ~ 2 次。只要能长期坚持就能有效防治糖尿病。

大脑功能调节操：拯救老年人的记忆力

引发老年痴呆的最主要原因便是肾虚，大多数的老年痴呆都是因为肾精不足、神明无主所引起的，所以在平时应该以补气益血、补肾健脑为主，此外还要注意保持肾水充盈，不要纵欲、熬夜。其中，每天按摩关元穴，是简单的预防老年痴呆的方法。

关元穴位于人体下腹部前正中线上，从肚脐到耻骨上方画 1 条线，把这条线分成 5 等分，肚脐往下 3/5 处就是关元穴。将两手掌搓热，然后叠扣于关元穴，闭目反观，配合赤龙搅海（舌在口腔内舔摩内侧齿龈，由左至右、由上至下为序划两个 36 圈；然后，舌以同一顺序舔摩外侧齿龈 36 圈）、鼓漱（口中含占口腔 2/3 的水，然后咬紧牙齿，鼓起腮部若干次，然后再把水吐掉）、吞津（静心呼吸，然后用舌头搅拌舌下的唾液，并徐徐下咽），具有益肾健脑、预防老年痴呆的作用。如果双手温度不够，也可以采用艾灸关元穴的方法。

除去关元穴之外，合谷穴也是一个预防老年痴呆中常用的穴位。合谷穴位于手背第一、二掌骨之间，近第二掌骨之中点；或当拇示指并拢时，在肌肉最高处。或将拇指和示指张成 45° 角，骨头延长角的交点处即是合谷穴。

中医认为，合谷穴能够调节人体生命活动的原动力。坚持按揉刺激合谷穴，可以获得自然治愈疾病的功效，可疏风止痛，通络开窍。经常对其进行按摩，能够有效地预防脑中风及老年痴呆。在对这个穴位进行按摩的时候，只要用对侧拇指按揉即可，也可用三指拿捏合谷穴处皮肤，随时随地都可以操作，力量可以大些，没有副作用和危险。以感到酸胀且能够忍受为度。

不过体质较差的病人，不宜对合谷穴进行较强的刺激，孕妇一般不要按摩合谷穴。

老年性痴呆至今尚无可靠的治疗方法恢复其功能，因此，预防就显得尤为重要。老年痴呆症的病因尚未完全阐明，目前已知道一些危险因素对导致痴呆的形成和促进其恶化有重要影响。所以，积极控制这些危险因素，对预防痴呆的发生具有重要作用。

铝锅、铝制餐具是家庭中常见的厨房用具。但对于老年人来讲，不宜常用铝制品餐具。

铝可使脑内去甲肾上腺素、多巴胺和5–羟色胺的含量明显降低，并使神经递质传导阻滞，因而引起脑功能衰退，导致老年痴呆症。老年人肠壁屏障功能降低，吸收量大为增加；老年人的肾功能减退，排泄又大为减少；再加上老年人机体衰老后，大脑防御能力减退，尤其是人血脑屏障失调时，铝很容易进入脑神经细胞内，对脑神经造成伤害。

另外，老年人在饮食上，应多吃含不饱和脂肪酸及微量元素的食物，如核桃、芝麻、松子、瓜子、杏仁等，这些食物能够延缓人体器官的老化速度，同时也含有大量人体需要的营养，有助于预防老年痴呆症。

肩周炎调治操：五十肩膀也轻松

肩周炎是以肩关节疼痛和活动不便为主要症状的常见病症。本病是一种中老年的常见病，好发年龄为50岁左右，因此俗称“五十肩”。如果不幸得了肩周炎的话会让人感到活动十分不便，一旦劳累，或者遇到天气变化的话，肩周炎的患者就会感觉肩背部酸、重、闷，有时感觉像是始终有一个人把手按在自己的肩头一样，十分不舒服，更有严重者甚至到了双臂都无法举过头顶的程度。如得不到有效的治疗，便有可能会严重影响到肩关节的功能活动，妨碍日常生活。

治疗肩周炎的最好方法莫过于进行针灸了，很多患者都是经过几次治疗就会让肩部的不适彻底改善。所以大多数人出现了肩周炎等肩部疾病的时候，就会直接选择针灸的方法进行治疗。但是针灸的疗效其实也需要及时的巩固，并且治疗起来比较麻烦。其实，在肩周炎还不是很严重的时候，是完全能够通过自我按摩的方式来将其解决掉的，即便是到了很严重的程度，平时经常做做自我按摩，也有助于令针灸的效果最大化。

治疗肩周炎的最好方法莫过于进行针灸了，很多患者都是经过几次治疗就会让肩部的不适彻底改善。但是针灸的疗效其实也需要及时的巩固，并且治疗起来比较麻烦。其实，在肩周炎还不是很严重的时候，是完全能够通过自我按摩的方式来将其解决掉的，即便是到了很严重的程度，平时经常做做自我按摩，也有助于令针灸的效果最大化。

肩部周围的穴位都可以用来进行按摩治疗肩周炎，但是这中间的肩前穴却是最有用的。因为当患者的肩周炎发作起来时，疼痛的位置便是肩前穴所在的位置，刺激这个穴位可以有效地对疼痛进行缓解。还有一些老年人由于年纪比较大，全身的骨骼发生了一定的退化，导致手臂和双腿活动出现了微微的障碍，在这种情况下，选择肩前穴也可以帮助手臂和双腿恢复运动的功能。现代研究发现，肩前穴的作用并不是仅仅局限在肩部，而是对四肢都有不错的作用。在生活当中，自己找到肩前穴，每天进行按压，让穴位得到一定的刺激，这样就可以达到无病健身的效果。

肩前穴位于肩部，在腋前的褶皱顶端，与肩髃穴连线的中点上就是肩前穴。取穴时采取正坐的姿势，自然下垂双臂，在腋前的褶皱顶端取穴即是。每天以柔和、适中的力度对这个穴位进行 3 ~ 5 分钟的按摩，每日按摩 2 ~ 3 次即可。按摩这个穴位可以有效地缓解肩臂疼痛和手臂不能上举的病症。

除去肩前穴之外，还有其他一些穴位也可以用来治疗肩周炎。用示指和拇指按住印堂穴，旋转揉动，每次 1 分钟，每日 3 次。然后配合按摩手三里，用左手拇指指腹按住右手手三里穴，揉动 1 分钟，换手，每日 3 次。还可以点压肩背上局部的阿是穴（即肩背部按压疼痛之处），用力深压，并向前后左右揉动 1 分钟，每日 2 次。

自我功能锻炼对于肩周炎的治疗也是必不可少的。具体的锻炼方法如下。

（1）抡拳。怎么疼就怎么抡，不要怕疼。如果因为怕疼而不活动的话，时间长了便会造成关节粘连，治疗起来会更加痛苦。

（2）耸肩。双手叉腰，上下前后缩头耸肩，每次 15 下。

（3）揪耳郭。两手交叉揪住耳郭，连揪 15 下。

（4）举手。十指相挟，手心向上，举过头顶，上下前后摇动 30 下。

（5）展翅。双臂平抬成飞翔势，上下扇动 30 下。

加强体育锻炼是预防和治疗肩周炎的有效方法，但贵在坚持。如果不坚持锻炼，不坚持做康复治疗，肩关节的功能就难以恢复正常。

另外，寒凉也经常是肩周炎的诱发因素，因此，为了预防肩周炎，更应该重视肩部的保暖防寒。

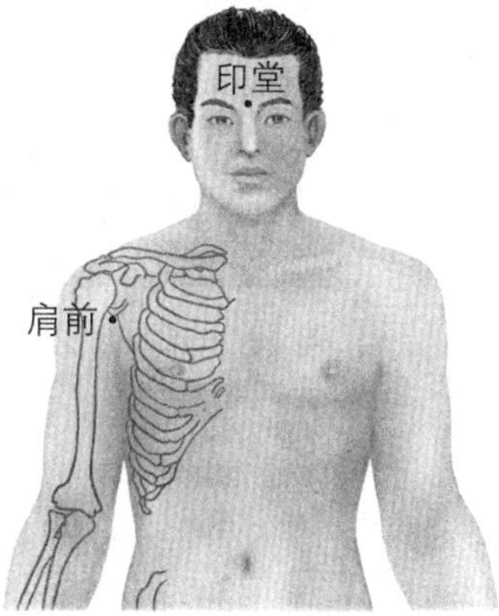

肩前穴、印堂穴

骨刺消融操：缓解骨质增生的病痛

骨质增生是中老年的常见病和多发病，严格说来，骨质增生不是一种病，而是一种生理现象，是人体自身代偿、再生、修复和重建的正常功能，属于保护性的生理反应。单纯有骨质增生而临床上无相应症状和体征者，不能诊断为骨质增生症。只有在骨质增生的同时，又有相应的临床症状和体征，且两者之间存在必然的因果关系，才可诊断为骨质增生症。

骨质增生症属中医的“痹证”范畴，亦称“骨痹”。

中医认为“肾主藏精，主骨生髓”，若肾经精气充足则身体强健，骨骼外形和内部结构正常，而且不怕累，还可防止小磕小碰的外伤。而“肝主藏血，主筋束骨利关节”，肝经气血充足则筋脉强劲有力，休息松弛时可保护所有骨骼，充实滋养骨髓；运动时可约束所有骨骼，避免关节过度活动屈伸，防止关节错位、脱位。如果肾经精气亏虚，肝经气血不足，就会造成骨髓发育不良甚至异常，更厉害的会导致筋脉韧性差、肌肉不能丰满健硕。没有了营养源泉，既无力保护骨质、充养骨髓，又不能约束诸骨，防止脱位，久之，关节在反复的活动过程中，便会渐渐老化，并受到损害而过早、过快地出现增生病变，所以防治骨质增生就要常敲肝肾两经。

骨质增生是肾经所主的范围，肾经起点在足底。中医认为热则行，冷则凝，温通经络，气血畅通，通则愈也。敲肾经及热水泡脚就可以产生温通经络、行气活血、祛湿散寒的功效，从而达到补虚泻实、促进阴阳平衡的作用。所以敲肾经及热水泡脚是预防和辅助治疗骨质增生的好方法。

另外，除了常敲经络，平时还要注意避免长期剧烈运动。因为，外伤是造成人体组织增生的重要因素。人体有了外伤，其外伤部位的软骨组织同样会受到伤害，并有可能导致软骨组织的病变或坏死，致使骨端裸露而增生。

走路是预防骨质增生症的主要举措，走路可以加强关节腔内压力，有利于关节液向软骨部位的渗透，以减轻、延缓关节软骨组织的退行性病变，以达到预防骨质增生症的目的。但应避免做以两条腿为主的下蹲运动，对于老年人膝关节来说摩擦力太大，易于使骨刺形成，骨刺刺激关节囊，很容易引起关节肿胀。还要注重日常饮食，平衡人体营养的需要。

此外还要预防寒凉，《黄帝内经·痹论篇》说："风寒湿杂至，而为痹也……以冬遇此病为痹也"。所以，保暖对预防骨质增生也是非常重要的。

温暖涌泉操：预防老年人常见病的高招

在我国现存最早的医学著作《黄帝内经》中，有这样一句话："肾出于涌泉，涌泉者足心也"。意思就是说：肾经之气犹如源泉之水，来源于足下，自足下涌出灌溉着周身四肢的各处。所以，涌泉穴在人体养生、防病、治病以及保健等各个方面都显示出了它的重要作用。经常对这个穴位进行按摩，能够活跃肾经内气，引导肾脏虚火以及上身浊气下降，具有补肾、疏肝、明目和颐养五脏六腑的作用。可以防治老年性哮喘、腰腿酸软无力、失眠多梦、神经衰弱、头晕、头痛、高血压、耳聋、耳鸣以及大便秘结等五十余种疾病。

正所谓："若要老人安，涌泉常温暖。"在此向大家介绍这套温暖涌泉操，是利用刺激涌泉穴来养生、保健和防病治病的方法，归结起来可以分为三大类。一是用药物烘烤、熏洗；二是用灸疗、膏贴；三是用各种按摩手法或其他的物理性方法。

下面便来对几种临床常用的治疗方法进行介绍。

（1）用热盐水浸泡双侧的涌泉穴。热度以自己能够适应为度，将热水中加入少许食盐，每日临睡觉前浸泡 15 ~ 30 分钟。

（2）用艾灸或者隔药物灸，每日进行一次，直到涌泉穴出现热感上行为度。

（3）用按摩手法推搓、拍打涌泉穴。具体操作方法是：每晚用热水洗脚后坐在床边，将腿屈膝抬起放在另一条腿上面，膝心歪向内侧，先用右手按摩左脚心，再用左手按摩右脚心，转圈按摩，直到局部发红发热为止。按摩时动作要注意缓和连贯，轻重要合适，刚开始时速度慢一点，等适应后再逐步加快和加长时间。另外，也可以将双手搓热，然后揉搓两脚的脚心，横搓、竖搓均可以，搓 80 ~ 108 下，也可以更多一些。哪怕在洗脚或者是睡觉的时候两脚脚面与脚心交叉搓摩，也同样具有一定的作用。当然以第一种最正规的方法收效最好。但无论用哪种搓法，都要注意两脚按摩的次数和程度的均衡。

照顾好了涌泉穴，一般性的老年人常见病便可以被很好地预防，没有了病痛的烦恼，相信老年朋友们自然就可以高枕无忧，安享晚年了。

穴位按压操：冠心病并非只靠药

冠心病是中老年人的一种常见病，是冠状动脉粥样硬化性心脏病的简称。它是由于脂肪物质的沉积，使冠状动脉管腔变窄或梗死，影响冠状动脉的血液循环，使心肌缺血、低氧而造成的高血压、高血脂、内分泌疾病，生气、劳累、紧张、失眠、过饥过饱、气候变化等，均可诱发本病，此外也与遗传有关。临床上主要表现为心绞痛、心律失常、心力衰竭、严重时发生急性心肌梗死或突然死亡（猝死），这种病对人的伤害也比较大。因为患上这种病的人的心脏随时随地都有可能会出现故障。一般的人都会这样认为，心脏的疾病很难治，而且中医的方法更加没有什么效果。其实这种看法要纠正，千万不要认为中医是慢功夫，根本解决不了心脏的问题。

人的心脏就像是住在最深处的皇帝，无法看见它，却又被它管制。其实这个皇帝是很累的，而且年纪越大就会越累。为什么这样说，只要仔细想一想就会明白，人体的其他的器官和组织都可以适当的休息，唯独心跳和呼吸是不能停止的，呼吸当然简单了，只要能维持气流的通畅，在体内很好地交换带来氧气就行了。但是心脏就不同了，即便是一时一刻也不能休息的话，也要很好地工作。否则身体就能感到，供血一差，任何地方都不能好好地工作了。

所以出了心脏的疾病以后，一定要及时调整。有很多年轻人愿意过夜生活，而且会玩得很晚，其实这就是对心脏的伤害。忙了一天的心脏本来在夜晚的时候应该减轻一下工作量了，但是反而更加重了，长时间下去心脏病就会随之而来。

治疗冠心病并不是西医的专长，中医的一些方法也是非常好的。比如说有一些中药对冠心病的调理是非常出色的，例如非常有名的速效救心丸里就有中药的成分。还有就是一些传统的物理方法，能在冠心病发作的时候直接作用，让症状尽可能地缓解，像按摩、针灸的方法。所以对于冠心病的调理，中医是一个很重要的手段。下面要为大家介绍的，便是针对冠心病的穴位按压操。

在人体的两乳头中点的位置是膻中穴。它是对心脏，或者说是对冠心病有非常好的作用效果的。如果把心脏比喻成藏在深宫的皇帝的话，那么膻中穴就是在皇宫门口守卫的武士。人体的胸部就像一个大房子，在这个房子里面最核心的就是心脏，而房子就是对心脏的保护。如果房子出现了漏洞，心脏就会出现疾病。膻中穴就是控制这个房子的开关。

一般人都会认为，心脏的最主要功能就是运行血液。但是能推动血液运行的却是气，气一旦缺失了，血液的循环就会出现没有力量的状况。在所有的穴位当中，膻中穴是脏腑之气汇集的地方，所以膻中又被称为气会。心脏出现了毛病，按压膻中穴，立刻就能调兵遣将，让身体所有的气都来保护心脏。

具体按摩膻中穴的方法有很多，最好就是能坐下来，用拇指轻轻地按揉，这样膻中穴就会收到信号，来解决出现的问题。

除去膻中穴之外，按摩内关穴对症状的缓解和消除也有一定的作用。

具体操作方法：以一手拇指指腹紧按另一前臂内侧的内关穴位（手腕横纹上 3 指处，两筋间），先向下按，再做按揉，两手交替进行。对心动过速者，手法由轻渐重，同时可配合震颤及轻揉；对心动过缓者，用强刺激手法。平时则可按住穴位，左右旋转各 10 次，然后紧压

1 分钟。

按压内关对减轻胸闷、心前区不适和调整心律有帮助，摸胸和拍心对于消除胸闷、胸痛有一定效果。

当突发心律不齐时，拇指、示指同时从手掌的正、反两面按住劳宫穴，用力向下压，左右手交替进行，各 60 ~ 80 次，心律会很快恢复正常。

冠心病的患者除了对一些方法的掌握之外，平时还应该多注意饮食，保持清淡适中的饮食结构是最好的。

第五节　养护女人身心的经络操

拍手养心操：心血充盈，面若桃花

拍手养心法操作起来是非常简单的，说白了，就是拍巴掌。在具体进行操作之前，首先来说一下为什么拍拍手就能够养心。

首先，心包经和心经都自手掌上通过，所以拍掌能够充分激活心脏的保护神——心包经和心经，从而使经络畅通，心血充盈。

另外，少冲、少府、中冲和劳宫这四大穴位同样位于手掌上面。

其中少冲穴是心经的井木穴，心经的五行属火，禾生火，少冲穴是心经的母穴，可以泻除心的邪火，保留心的有用之火；少府穴是心经的荥火穴，心经之火同少府之火，火火相遇、强强联手，可以泻心的郁浊之火；中冲是心包经的井木穴，属心包经的母穴，可以开心窍；劳宫是心包经的荥火穴，善于清除心之浊气，是去火之良穴。

除此之外，我们的五脏六腑在手掌部位均具有反射区，拍一次巴掌能均匀地刺激它们，所以每拍一次手便等于是给自己的身体由里至外做了一次全方位的保养。

在练习拍手养心操的时候，最好是选择每天早晨在公园里进行，面朝南方，大口深吸气，想象此气自脚心开始往上冲，把身体的病邪杂质都带出来，冲到胸口时，停留 1 分钟，让气流把胸腔的杂质彻底清洗，然后大口吐出。在呼、吸气之间同时拍手。

这样，每天早上花十几分钟的时间对拍手养心操进行联系，就能够保持一整天都精力充沛，面色也会变得越来越好。

另外，在午睡起床之后和晚上 7 点到 9 点心包经当令的时候，同样可以面朝南方，练习拍手法，进行补心、养心。

每天在这 3 段时间里做拍手养心操，能够收到意想不到的好效果。

因为这个方法可以使女人心血充盈，加速身体的毒素代谢速度，从而抑制色斑的生成。

丰胸操：疏通肝经，激活乳腺

只有打通了肝经，才能够使胸部气血充足，充分激活乳腺小叶，令胸部脂肪增厚，从而达到丰胸的效果。

点穴按摩可以开通闭塞，引导阴阳，点、按、摩、捏等手法都可以对肝经进行疏导，从而利用人体自身机能为胸部提供所需的营养，促使胸部的第2次发育，令乳房真正自己长大起来，这样获得的美胸货真价实，并且还没有任何副作用。这种方法是既安全又有效的真正健康丰胸。不过在进行点穴按摩的时候，要注意力道不要太粗暴，否则便是拔苗助长，反而容易起到相反的效果。

其实这种方法操作起来很简单，只要点按5个穴位，再加上按摩便可以轻松实现自己的美胸梦想了。

1. 点按大椎穴

位置：低头时，用手摸到脖子后方最突出的一块骨头，就是第7颈椎，这块骨头下方的空隙处就是大椎穴。

方法：用右手中指按在大椎穴上，左手中指按在右手中指上，两手同时用力按压约36秒，也可以在心里默数36下。然后不松劲，接着两手同时用力按顺时针方向揉9次，逆时针方向揉9次，再重复一遍，共36次。

2. 点按膻中穴

位置：胸前正中线，两乳头中间。

方法：用右手拇指按压在膻中穴上约36秒，也可以在心里默数36下。然后不松劲，顺时针方向揉9次，逆时针方向揉9次，再重复一遍，共36次。

3. 点按大陵穴

位置：仰掌，腕关节横纹正中，两筋之间。

方法：将左手放在大腿上，手心朝上。右手拇指按压在左大陵穴上约36秒，然后揉36次，方法同前面提到的一样。然后再用同样的方法点按右手大陵穴。

4. 点按足三里穴

位置：膝下 3 寸，胫骨外侧约 1 横指处。

方法：左手拇指按压在左腿足三里穴上约 36 秒，然后揉 36 次，方法同前。然后再用同样的方法，使用右手拇指点按右腿足三里穴。

5. 点按解溪穴

位置：踝关节前横纹中点，两筋之间。

方法：左手或右手拇指按压在左脚解溪穴上约 36 秒，然后揉 36 次，方法同前。然后再用同样的方法点按右脚解溪穴。

6. 揉胸

将左手放在左侧乳房上，右手放在右侧乳房上，两手同时用力，向里揉 9 次，再向外揉 9 次，揉完再重复 1 遍，共 36 次。

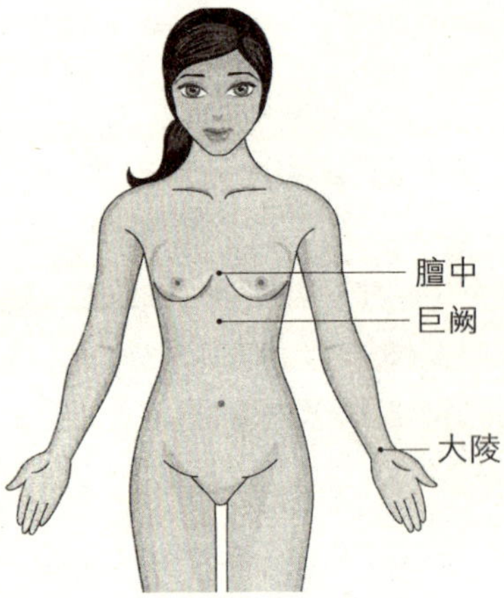

巨阙穴、膻中穴、大陵穴

7. 抓胸

两手姿势不变，同时用力，将乳房抓起，停约 3 秒后松开。注意松开时，手不要离开乳房。如此这样抓起，松开为 1 次，共做 36 次。

8. 抖胸

两手姿势保持不变，同时用力，上下抖动乳房 36 次。

以上所说的这些方法，在做的时候，一定要注意坚持下去，三天打鱼两天晒网是无法收到好的丰胸效果的。

五行蝶展经络操：保养卵巢，提升活力

从中医的角度来看，女性的月经不调，性欲减退，失眠烦躁、心慌、心悸等症状都是卵巢功能衰退了，必须赶紧想办法保养卵巢。

在这里，有一套五行蝶展法可以推荐给大家：

（1）每晚 9 点的时候三焦经当令，这也是全身经脉大开的时候。

你可以穿上宽松的睡衣，在卵巢部（小腹部）进行轻轻的拍打；

（2）双臂向前，双腿向后，将四肢分开、伸直，保持与肩同宽；

（3）深吸一口气，在吸气的同时，将腰腹部使劲贴到床的上面，四肢和头颈则同时往上抬，悬起来，就像是蝴蝶展翅飞翔一样。

这个展翅飞翔的动作至少要维持 1 分钟，同时尽量将吸进去的气憋住。想象这股气在腰腹部运动，然后再缓缓吐气，同时，四肢和头颈放回床上。吐气时，要想象自己把衰老、烦躁、浊毒这些令人烦恼的东西都给拽出来了，仿佛自己又回到了少女时代。在吐气的时候一定要做到慢慢地、细细地吐。吸气和吐气各控制在 1 分钟左右，能延长时间更好，如此反复练习 20 分钟即可。

在练习这套五行蝶展法的时候，如果再能够配合听一些舒缓的古琴曲的话，则能够让你的呼吸更加绵长均匀，清气也就得以在腰腹部循环氤氲。

这个方法就是能够保养卵巢，让你的眼睛变得黑亮，看起来比同龄人要更加年轻。

请注意，如果在练习蝶展法的时候，你腿部的筋被抻得有点疼的话，请不要担心，那是腿部的经络在进行自我调理和修复。这个时候只要坚持进行练习，令经络畅通了，疼痛也自然就消失了。

活血瘀经络操：有效缓解痛经

女性痛经可以通过活血瘀经络操来进行解决。每天晚上 9 点钟，三焦经当令的时候，分别用牙签对关元、水道和归来穴进行刺激，然后再用点燃的艾绒进行熏烤，让艾草的药效深入到穴位当中，以便发挥其功效。

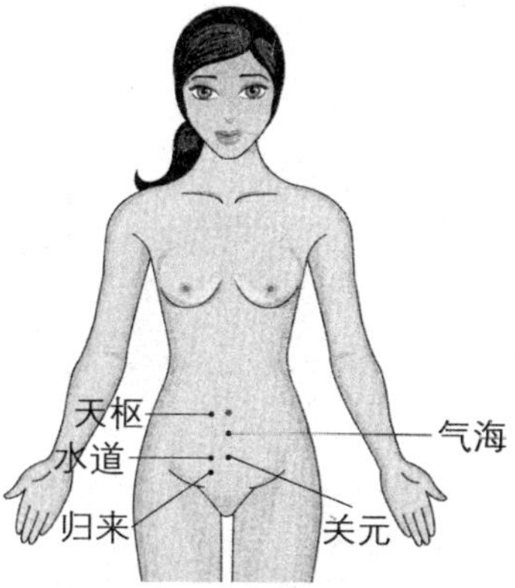

天枢穴、水道穴、归来穴、关元穴、气海穴

这些穴位当中的关元穴可以补元气、固根本、增加自身正气，可用以驱逐寒邪；水道、归来则专治痛经，又临近子宫，是子宫的守护神，能够在第一时间内温煦寒凉的子宫。

如果你不愿意用牙签刺激穴位的话，

还有另外一个不错的办法，只要买回一个温灸器，两三盒艾条，于每次月经来临的前 10 天开始直到月经来临，每天灸烤关元、水道、归来三个穴位。一般连续治疗 3 个月就能够将痛经的毛病根除。

关元、水道、归来这 3 个穴位都位于小腹部，像邻居一样紧挨着，每次治疗，只要把艾灸盒放在上面，3 个穴位能一并烤到，每次灸烤 20 分钟就可以了。

根据妇科专家的经验，绝大多数痛经都是冻出来的：虽然用艾灸炉对以上这些穴位进行灸烤可以很快地将痛经治愈，但是痛经却是一个屡败屡战的家伙，如果治愈之后你还继续大量地吃冰激凌和雪糕等寒凉的食物，或者是夏天不停吹空调，冬天穿得很少的话，痛经则还是会随时来找你的，所以生活当中一定要对这些问题加以注意。

去皱按摩操：时光逝去，岁月不再留痕

皱纹也分为真性皱纹和假性皱纹。正确的护理和保养可以令皱纹的产生和加深得以延缓。其实面对皱纹的时候也不用发愁，因为通过面部按摩便可以改善皮肤健康状况。按摩皮肤可以调理脏腑，疏通经络，补益气血、营养肌肤，从而祛除面部皱纹。

去皱的基本按摩方法为：

在脸和脖子上均匀地抹上润肤膏或者是乳剂，用手轻揉 1 分钟，直到产生微热感为止。

1. 推抹法

这个方法要用到中指和无名指的指腹，自印堂穴向头维、神庭、太阳穴的方向进行分推或者是抹，各进行 50 ~ 100 次。推抹的动作要轻快、着实，并且富有节奏。

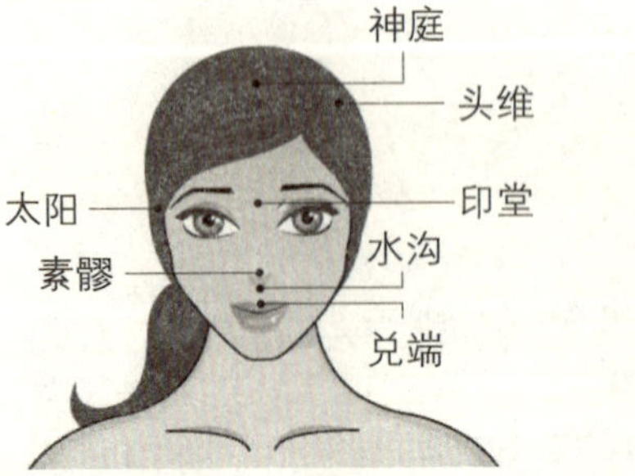

头维穴、神庭穴、太阳穴、印堂穴、素髎穴、水沟穴、兑端穴

2. 揉法

使用手掌大鱼际或者是拇指的指腹，沿着督脉自印堂、素髎、水沟、兑端至耳前做左右或者是弧形曲线揉法，反复揉 1 ~ 3 分钟。动作宜轻柔缓和，轻而不浮。

3．点按法

点按法要用到拇指或者是示指的指腹，用拇指或者示指指腹自神庭、印堂、攒竹、鱼腰、丝竹空、太阳、承泣、四白、迎香、水沟、地仓、承浆、颊车穴至听宫、听会穴进行按摩。点按时以有酸麻胀感为宜。越过穴位时手指要轻轻滑过，手不要离开皮肤，做到轻重结合。反复进行 3 ~ 5 次。

4．击打法

用五指的指端对前额以及颜面部位进行有节奏的敲打，共进行 50 ~ 100 次，手法宜轻快柔和。

除去前面提到的面部整体按摩之外，还可以对一些皱纹出现的部位进行具体的按摩。

（1）消除鼻部皱纹按摩法

用两只手分别对迎香穴进行 9 次点按之后，再向上按至鼻通穴、睛明穴，然后下滑至迎香穴，在鼻翼至鼻根部位来回轻抹 1 分钟。最后停在迎香穴上重按轻起 9 遍。用两手中指指腹交替从上往下抹鼻梁 2 分钟。然后从下往上抹 1 分钟。

（2）消除额部皱纹按摩法

起于头顶部帽状腱膜的额肌，它的纤维向前下方呈放射状分布，止于眉部皮肤，额肌的肌纤维收缩时可提眉使额部产生横纹，因此对额部进行按摩应该由眉至发际进行纵向按摩。

具体按摩方法如下。

①将一只手的中指和无名指放到印堂穴上面，重按轻起按压 6 遍，再沿着印堂至神庭穴连线按压 9 遍。力度因人而异，以自己感觉到舒服为宜。

②将双手的示指、中指和无名指分别放到两眉眉头的攒竹穴、鱼腰穴、丝竹空穴上，沿垂直线按至发际，共进行 6 遍。

③将双手的示指、中指和无名指分别放到丝竹空穴、太阳穴和瞳子髎穴上面，沿垂直线按至发际，共进行 6 遍。

④用中指和无名指的指腹自下向上在额部打圈，打圈的过程中要依次经过攒竹、鱼腰、丝竹穴、瞳子髎和太阳穴，连续进行 9 遍。

3．消除唇部皱纹按摩法

（1）用中指和无名指对承浆穴按揉 15 遍，再用中指和无名指按地仓穴 15 遍。

（2）将两手的中指和无名指并拢，绕口轮匝肌，由内向外进行 15 遍环状按摩。

（3）将两手除大拇指之外的四指放在脸部，用手施压 2 分钟。这个动作可以活动嘴部肌肉，使肌肉具有弹性，皱纹自然就会消失。

4. 延缓眼部皱纹按摩法

（1）将双手的中指和无名指并拢叠压，以打圈的方式在眼眶周围进行非常轻柔的按摩，要从内向外，持续 2 分钟。

（2）轻抹双眼睑 1 分钟。

（3）除去按摩眼眶和轻抹眼睑之外，结合穴位按压会收到更好的按摩效果。所按压的穴位依次为攒竹穴、鱼腰穴、阳白穴、丝竹空穴、瞳子髎穴、承泣穴、球后穴、四白穴和睛明穴。对于每个穴位，均应该每 5 秒进行 1 次强按压，每穴持续进行 1 分钟。

补肾养胞脉操：成就做妈妈的梦想

中医认为不孕症与肾的关系密切。肾虚不能温煦胞宫，或肾虚精血不足、肝郁气血不调，皆致胞脉失养而致不孕。对付不孕症可以采用经络按压疗法。按压疗法可以根据不同的病症表现来选取组穴。

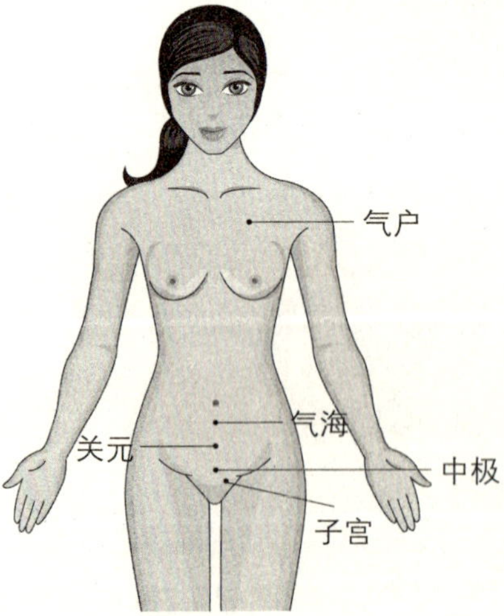

气户穴、气海穴、关元穴、中极穴、子宫穴

1. 肾阳亏虚

婚后不孕，月经后期或闭经，经量少色淡，腰脊酸软，形寒肢冷，小腹冷坠，头晕耳鸣。舌淡苔白，脉沉迟。

按压穴位疗法：取任督脉、足少阴肾经经穴进行治疗。

按压手法要求：力度逐渐加大，动作平稳和缓，抵患处或穴位深处，每穴按压时间要稍长，可持续按压 30 ~ 60 秒，并可逆时针揉动，穴下刺激感要小，以达补虚祛病之效。

选用穴位：肾俞、气海、关元、命门、曲骨、太溪、照海。

2. 肝郁血虚

婚后不孕，经行先后不定期，经血紫红有块，量少，面色萎黄，胸胁乳房胀痛，情志不畅。舌淡苔薄白，脉细弦。

按压穴位疗法：取足厥阴肝经、足太阴脾经、足阳明胃经穴进行治疗。

按压手法要求：力度逐渐加大，动作平稳和缓，抵患处或穴位深处，每穴按压时间要稍长，可持续按压 30 ~ 60 秒，并可逆时针揉动，穴下刺激感要小，以达补虚祛病之效。

选用穴位：关元、气户、子宫、太冲、肝俞、中极、足三里、三阴交。血虚身热加血海，头晕心悸者，加百会、神门。

3. 淤滞胞宫

经期错后，经行涩滞不畅，小腹隐痛，经血夹有紫块。舌质暗或有紫斑，苔薄黄，脉滑或涩。

按压穴位疗法：取任脉、足太阴脾经、足阳明胃经穴进行治疗。

按压手法要求：用力适中，平补平泻，可按不同方向旋转揉动，每穴按压时间 10 ~ 40 秒，穴下要有一定刺激感，以产生治疗效果。

选用穴位：中极、气冲、丰隆、气海、血海。

三阴交按摩操：缓解更年期烦躁

多数妇女能够平稳地度过更年期，但也有少数妇女由于更年期生理与心理变化较大，被一系列症状所困扰，影响身心健康。因此每个到了更年期的妇女都要注意加强自我保健，保证顺利地度过人生转折的这一时期。自我保健的最佳方法就是按压三阴交穴位。

三阴交位于内踝上 3 寸处，胫骨后缘。女性朋友对于这个穴位应该予以高度重视，对它进行经常刺激，可以治疗月经不调、痛经等妇科常见病症。

在饮食上，对于更年期有头昏、失眠、情绪不稳定等症状的女性，要选择富含 B 族维生素的食物，如粗粮（小米、麦片）、豆类和瘦肉、牛奶。牛奶中含有的色氨酸，有镇静安眠功效；绿叶菜、水果含有丰富的 B 族维生素。这些食品对维持神经系统的功能、促进消化有一定的作用。此外，要少吃盐（以普通盐量减半为宜），避免吃刺激性食品，如酒、咖啡、浓茶、胡椒等。

消炎操：让盆腔不再发炎

盆腔炎是一种较为常见的妇科疾病，主要是指妇女内生殖器官（包括子宫、输卵管及卵巢）和盆腔组织发生的炎症。在此我们主要介绍慢性盆腔炎的治疗方法。

慢性盆腔炎可以通过穴位特效疗法来缓解和治疗，具体方法如下：

（1）患者仰卧，双膝屈曲，先进行常规腹部按摩数次，再点按气海、关元、血海、三阴交各半分钟，然后双手提拿小腹部数次。痛点部位多施手法。

（2）患者用双手拇指分别长时间按揉两子宫穴（位于中极两旁各处），一直要保持比较强烈的痛感，然后两手拇指向中间对至深部，再向两侧弹拨手指下，尤其是手指拨腹中的绳索样。

（3）由中指端点按中极震颤法做半分钟。再由一侧带对侧子宫穴，用手掌根部做频繁而移动较慢的掌根揉推法。做完再换另一侧，每侧3～5遍。

（4）用手掌在下肢由大腿内侧根部按压，逐渐动至内踝，力量较重地操作，一侧按摩完毕之后，再换为另一侧进行按摩。

反射区疗法也是对付慢性盆腔炎的一个不错的选择。

（1）单示指压刮足部肾上腺、腹腔神经丛、肾、输尿管、膀胱各反射区3～5次。

（2）单示指扣拳法推压足部肝、脾、生殖腺、甲状腺各反射区各30～50次，以局部热胀感为宜。

（3）用力以可耐受为度，捏指法按揉大脑、脑垂体反射区各20～40次。

（4）以拇指压推足部内髋关节、腰椎、骶骨、尿道及阴道、子宫反射区各20次，力度以局部有轻微痛感为宜。

（5）用示指外侧缘刮压足部下腹部、外髋关节、生殖腺反射区各30～50次。

（6）拇指压推足部胸部淋巴结、腹股沟反射区各20次，缓慢放松，以局部有胀痛感为宜。

（7）取耳部内分泌、盆腔、生殖器、肝、脾、肾反射区用王不留行子或白芥子或磁珠贴压，将橡皮膏剪成0.5厘米 ×0.5厘米的方形，将王不留行子置于橡皮膏上，定准穴位，将橡皮膏粘压固定于子宫、内分泌、盆腔、内生殖器、肝、脾、肾反射区，每天对称地捏揉，揉压耳穴贴压物，患者自感耳压部有痛感，揉压至耳郭发热为度，两耳交替进行，每天按压 8 ~ 10 次，每次 2 分钟，按摩以局部酸胀痛为宜。隔两天贴 1 次，10 次为 1 个疗程。

患有慢性盆腔炎的女性在生活中还要注意几个方面。

（1）注意个人卫生。加强经期、产后、流产后的个人卫生，勤换内裤及卫生巾；避免受风寒，不宜过度劳累；尽量避免不必要的妇科检查，以免扩大感染，引起炎症扩散。

（2）多喝水，多吃清淡的食物。多食有营养的食物，如鸡蛋、豆腐、赤豆、菠菜等。忌食生、冷和刺激性的食物。

（3）生活要有规律，性生活要有节制并且日常进行适当的体育锻炼。经期避免性生活。月经期忌房事，以免感染。要注意清洁卫生，最好用消毒卫生巾。

闭经调理操：女人闭经不再是难题

月经，又称作月经周期，是性成熟女子的一种正常的生理现象，因多数人是每月出现 1 次而称为月经，它是指有规律的、周期性的子宫出血。但若女子年龄超过 18 岁，仍无月经来潮（除暗经外）；或已形成月经周期而又中断达 3 个月以上者（妊娠或哺乳期除外），则是患上了闭经。

女性在闭经后，千万不要紧张，只要每天坚持按揉关元、气海、三阴交、足三里、血海等穴位就可以把病治好了。

具体操作方法如下：

1. 病人仰卧位

（1）点按关元、气海、三阴交、足三里、血海，每穴约 1 分钟。

（2）按摩法。医者两手掌指相叠，以肚脐为中心，沿着升、横、降结肠，按顺时针方向按摩 5 分钟，以腹部有热感为宜。

（3）拿提法。医者两手掌指着力，分别置于腹部两侧，自上而下、自

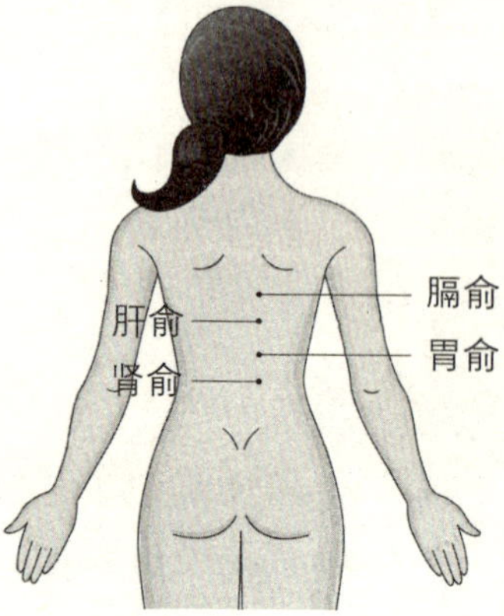

肝俞穴、肾俞穴、膈俞穴、胃俞穴

外向内沿任脉将腹部肌肉挤起，然后两手交叉扣拢拿提，反复施术 7 次。

2. 病人俯卧位

（1）点按肝俞、肾俞、膈俞、胃俞，每穴约 5 分钟。

（2）推揉法。医者两手指掌分别置于背、腰骶部膀胱经和督脉上，边推边揉反复施术 3 分钟。

（3）擦摩法。医者两手交替进行，一手全掌着力置于腰骶部及八髎穴处，反复擦摩至皮肤微红、有热感为宜。

经穴按摩治疗功能失调引起的闭经，效果尚佳，但必须与早期妊娠鉴别。如患者是由严重贫血、肾炎、心脏病、子宫发育不全、肿瘤等引起的闭经，应采取相应的治疗措施。

带脉操：专治带下病的法宝

妇女阴道内常有如鼻涕、唾液样的黏性分泌物，如果这种分泌物量少、色白，并且没有臭味的话便属于正常。如果量多，持续不断或者颜色、性质、气味等出现了异常变化，同时还伴有面色萎黄，精神疲倦，乏力，腰酸腹冷，小腹坠胀，阴部瘙痒，小便黄短等症状的话，那么便是一种病理现象，即通常所说的白带增多。

病理性白带多由于子宫糜烂、阴道炎、盆腔炎、肿瘤以及生殖器官感染等所引起。

在治疗时主张根据不同病症表现选取不同的组穴，按压穴位以健脾益肾、清热利湿的目的。当然，不管引起带下病的原因是什么，在治疗时都离不开带脉和足太阴经穴。

1. 湿热下注

具体表现：带下量多，色黄绿如脓，或挟有血液，或混浊如米泔，臭秽；阴中瘙痒，口苦咽干，小便短赤；舌红苔黄，脉滑数。

选取穴位：中极、阴陵泉、下髎。

2. 肾阳亏虚

具体表现：带下清冷，量多，色白，质稀薄，终日淋漓不断；小腹冷，大便溏薄，小便清长，夜间尤甚；舌淡苔白，脉沉迟，尺脉尤甚。

选取穴位：肾俞、关元、命门、次髎。

3. 脾虚湿困

具体表现：带下量多，色白或淡黄，质黏稠，无臭味，绵绵不绝；伴面色萎黄，纳少便溏，精神疲倦，四肢倦怠；舌淡苔白腻，脉缓弱。

选取穴位：气海、脾俞、阴陵泉、足三里。

4. 阴虚挟湿

具体表现：带下量不甚多，色黄或赤白相兼，质黏稠或有臭气；阴部干涩不适，或灼热感，五心烦热，腰膝酸软，头晕耳鸣，失眠多梦；舌红，苔少或黄腻，脉细数。

选取穴位：肾俞、太溪、次髎、阴陵泉。

在对这些穴位进行按摩的时候，要用示指进行按揉，每次按揉1～3分钟，并且一定要坚持下去才能收到效果。

按摩的方法是针对有以上症状表现的情况时应用，如进一步查出为何种病症所致的症状时，可具体根据此病加用其他按摩方法。

（1）在脐部向两侧做分推法5～7遍，操作力量要一遍比一遍重。然后用两手的拇指分别按压住两侧的带脉穴，两手的中示指分别按住两侧的归来穴，逐渐用力向身体内深部挤按揉，大约进行1分钟。

（2）在大腿内侧用手掌进行擦法操作，以透热为度。分别在双下肢足三里、丰隆穴处，以双拇指同时按揉1～3分钟，在三阴交穴处按揉半分钟，均以出现酸胀感为度。

对带下等女性疾病，重点还是在于预防。除洁身自爱、调畅情志、避免不洁性行为、定期进行妇科检查外，重点应注意个人卫生，养成良好的卫生和生活习惯，如果患上了带下病的话，便要格外注意保持外阴部的清洁、干燥，内裤应该选用柔软、通气好的纺织物，并经常换洗。洗澡尽量使用淋浴。在性交前后，男女双方都应清洗外阴，但有外阴溃疡时应禁止性交。如带下量多、味臭时应在医生指导下使用消炎药。同时还要少食辛辣食物，并且注意锻炼身体。

太冲、膻中按摩操：轻松消除乳腺疾病

从中医的角度来看，乳腺系统疾病都是肝经惹的祸。肝经经过乳房，当人的情绪不好时，肝气郁结，气不通畅，便会影响到乳络，从而引发各种乳腺病，比如说乳腺炎、乳腺增生甚至是癌变等。因此，治疗乳腺疾病的首要任务便是要疏通肝经，让心情好起来。下面我们就分别介绍一下乳腺炎和乳腺增生的经络治疗方法。

1. 患了乳腺炎，用太冲和膻中来治

如果不小心得了乳腺炎的话，便一定要及时采用按摩和一些辅助疗法来将其治愈，以防疾病恶化。具体的操作方法为：坚持在每天15 ~ 17点按揉太冲和膻中穴3 ~ 5分钟，然后捏拿乳房，用右手五指着力，抓起患侧乳房，一抓一松进行揉捏，反复10 ~ 15次，重点放在有硬块的地方，坚持下去就能使肿块变得柔软。

除去按摩之外，还可以通过热敷疗法来治疗乳腺炎。将仙人掌或者六神丸捣碎加热后外敷5分钟。

2. 按压行间和膻中穴，可以有效地防止乳腺增生

乳腺增生在成年女性中极为常见，多见于25 ~ 45岁的女性，其本质上是一种生理增生与复旧不全造成的乳腺正常结构的紊乱，症状便是双侧乳房同时或者相继出现肿块，这种肿痛会在经前加重，经后减轻。

乳腺增生演变成乳腺癌症的概率是很小的，只要注意调整自己的情绪，舒缓压力，再配合一些按摩治疗，乳腺增生是不会对健康造成什么威胁的。

具体的操作方法为：每次于月经前7天开始，每天都用手指按压两侧的行间穴，每次按压2分钟，或者是从行间向太冲推，临睡前按揉膻中2分钟，或者沿着前正中线从下向上推。月经来后即停止。这样可以解除乳房胀痛，防止乳腺增生。防止乳腺增生除去通过按摩进行预防之外，还要注意改变生活当中的一些环境行为因素，从根本上防止乳腺增生的进一步发展。比如说调整生活节奏，减轻各种压力，改善心理状态；注意建立低脂饮食，不吸烟、不喝酒、多活动等良好的生活习惯；注意防止乳房部位的外伤等。

三焦经按摩操：内分泌失调的特效药

内分泌失调不仅影响容貌，还时刻威胁着女性健康。

那如何让内分泌回归平衡状态呢？不妨揉揉自己的三焦经，前面已经讲过了，三焦经是人体健康的总指挥，它主一身之气，是调气的一个通道。比如有人内分泌失调，但具体怎么失调说不清楚，到医院检查也得不出确切的结果，这时就可以调一下三焦经，以保证身体正常运行。三焦经的循行路线，是从无名指外侧指甲旁边 1 厘米开始，然后顺着手背、顺着胳膊的背部上头，到耳旁绕一圈，最后到眉毛旁边。下面就介绍几个容易操作的穴位。

1. 液门（荥水穴）

即津液之门，在无名指、小指缝间。此穴最善治津液亏少之症，如口干舌燥、眼涩无泪。“荥主身热”，液门还能解头面烘热、头痛目赤、齿龈肿痛、暴怒引发的耳聋诸症。此穴还善治手臂红肿、烦躁不眠、眼皮沉重难睁、大腿酸痛疲劳诸症。

2. 中渚（俞木穴）

此穴在手背侧，四、五掌骨间。俞主“体重节痛”，木气通于肝，肝主筋，所以此穴最能舒筋止痛，腰膝痛、肩膀痛、臂肘痛、手腕痛、坐骨神经痛，都是中渚穴的适应证。此穴还可治偏头痛、牙痛、耳痛、胃脘痛、急性扁桃体炎。此外，四肢麻木、腿脚抽筋、脸抽眼跳等肝风内动之症，都可掐按中渚来调治。

3. 外关（络穴）

此穴非常好找，在腕背横纹上 2 寸。外关即与外界相通的门户，胸中郁结之气可由此排出，外感风寒或风热可由此消散。此穴络心包经，因此外关可以引心包经血液以通经活络，可治落枕、肩周炎、感冒、中耳炎、痄腮、结膜炎。此穴更善调情志病，与胆经阳陵泉同用，有逍遥丸之效。与胆经丘墟穴配伍，有小柴胡汤之功。此穴还能疏肝利胆、散郁解忧，可治月经不调、心烦头痛、厌食口苦、胸胁胀满、五心烦热、失眠急躁之症。若脚踝扭伤，用力点按外关穴，可即时缓解症状。平日多揉外关穴，还可以防治太阳穴附近长黄褐斑和鱼尾纹，以及青少年的假性近视。外关穴功效众多，且又是防止衰老的要穴，不可小觑。

4. 支沟穴

此穴在外关上1寸，所以与外关穴的功用较为类似，也可疏肝解郁、化解风寒，同时还善治急性头痛、急性腰扭伤、胆囊炎、胆石症、小儿抽动症。古书皆言其善治便秘，但其最为特效的地方是治疗“肋间神经痛”，俗称“岔气”。当岔气时，用拇指重力点按支沟穴，即时见效。

经络穴位，就是我们与身体交流的通道，想要真正认识自己，不必去远方寻求开悟，因为答案就在我们自己身上。

第六节　强肾健体的男性养生经络操

养肝益肾经络操：养好肝肾，自然不再临阵脱逃

中医学认为，阳痿是同肝、肾有着密切关系的，阳痿不举主要是由于肝郁气滞、肾阳不足而导致的。所以，想要解决阳痿的问题便一定要先清肝补肾。而清肝补肾则是可以通过经络按摩操来进行的。

1. 肝郁气滞型

肝郁气滞型阳痿患者会出现精神紧张、情志不畅的精神状态，患者在对自己所患阳痿类型进行判断的时候可以以此为依据。

2. 肾阳不足型

肾阳不足型阳痿患者会出现精神不振、腰膝酸软和畏寒怕冷的症状。

在通过经络按摩操来解决肝郁和肾阳不足引发的阳痿时，按摩要以腰腹部为主，这样会使患者局部出现酸胀、透热的感觉。在中医辨证分型的基础上，还要重视其他手法的运用。

一般情况下，治疗阳痿的经络操具体操作方法如下：

（1）腹部操作。

在进行腹部按摩的时候，要先用指揉法揉震神阙，再用掌摩下腹。

（2）腰背部操作。

进行腰背部操作时，先点揉背俞穴，然后再掌擦腰骶。

（3）下肢部操作。

下肢部则主要是提捏腿部肌肉。

（4）揉擦腹部穴位。

首先揉擦气海和关元穴，各揉擦 2 分钟。

接下来揉擦中极穴 2 分钟。

（5）揉震神阙。

在揉震神阙穴的时候，要使用掌根先对神阙穴揉3分钟，再用掌震神阙穴1分钟。

（6）掌摩下腹。

用手掌对下腹进行摩擦，以感觉到温热为度。

（7）提捏下肢。

用双手提捏大腿内侧肌肉2分钟。

（8）点揉背俞穴。

用示指对心俞、脾俞、肾俞、大肠俞和命门穴各进行1分钟的点揉。

（9）掌擦腰骶。

用掌根直擦背部膀胱经，以透出热感为度。

根据引发阳痿的具体病因，在按摩的时候还可以进行一些辨证加减。

1. 肝郁气滞型

这时要对章门穴和三阴交穴进行加按，各加按2分钟。

2. 肾阳不足型

这时则要加揉气海穴和三阴交穴。除此之外，还要横擦肾俞、命门和腰骶部。

补肾养心操：遗精去无踪

遗精是指男子不因性交而精液自行泄出的症状。遗精的发生跟人的心神有关，人的心神白天比较理性，即使有欲望也不会发生什么事情。所谓日有所思、夜有所梦，到了晚上，心神潜藏起来，人就有可能做春梦，导致遗精。

另外，遗精发生的时间不同，代表的健康问题也不同。如果是晚上11点前遗精的话，是肾的收敛功能出了问题，病在肾。这个时候，想要解决遗精的问题，便一定要先补肾。

一般来讲，成年男子特别是刚进入青春期的男子，情窦初开，偶尔遗精属于正常现象，但是如果遗精现象经常发生，就要引起重视了。下面给大家推荐一些十分有效而且适用于各种年龄的治遗精的偏方。

经络疗法对增强体质、治疗遗精有独特的功效。下面便具体向大家介绍一下。

1. 按摩丹田和肾俞穴

用双手手指分别依顺时针与逆时针方向反复轻轻按摩丹田穴和肾俞穴，通过按摩这两个穴位，可以帮助调整和改善性功能。

2. 常做提肛运动

每天晚上临睡前，不妨做做收缩肛门的动作，似强忍大便的样子，每次做 48 ~ 64 次。收缩时吸气，放松时呼气，动作宜柔和，缓慢而富有节奏，用力均匀。持之以恒，长期坚持下去必有效果。

3. 练练站桩的功夫

众所周知，站桩是练习武术的基本功，可以锻炼腿部力量，但是站桩能治病恐怕有些人就不知道了。下面就教给大家具体的练习方法：挺胸直腰，屈膝做 1/4 蹲（大腿与小腿之间的弯曲度为 120° ~ 140°），头颈挺直，眼视前方，双臂向前平举，两膝在保持姿势不变的情况下，尽力向内侧夹，使腿部、下腹部、臀部保持高度紧张，持续半分钟后走动几步，让肌肉放松后再做。如此反复进行 6 次。每天早晚各做一回。随着腿力的增强，持续时间可逐渐延长，重复次数亦可逐渐增加。

这里必须指出，此疗法治疗遗精不是几次就能奏效的，只有树立恒心，坚持不懈，才能收到良好的效果。同时，还要注意培养广泛的兴趣爱好，多参加集体活动，制订合理的生活制度，养成良好的生活习惯，如戒除手淫、早睡早起、用热水洗脚、内裤要宽松、不要憋小便等。

养肾助兴操：远离性欲低下

性欲低下是指持续地或者是反复地对性生活的欲望不足甚至是完全缺乏，可分为完全性性欲低下以及境遇性性欲低下。完全性性欲低下者一般每月仅有 1 次性生活或者是不足 1 次，但是在配偶要求性生活的时候可以被动服从；境遇性性欲低下则只是在某一特定的环境或者是某一特定性伴侣的情况下发生。性欲低下的主要表现便是情欲淡漠，在与过去相同的刺激条件下，没有做出相应性的反应，无性交愿望，阴茎勃起的程度也很弱。

性欲低下的发病原因包括：年龄因素、精神因素、疾病因素、药物因素（以抗高血压药最为明显）、不良嗜好（如长期吸烟喝酒、吸毒）等，同时，肾虚也是引起性欲低下的一个重要原因。

对付由于肾虚所引发的性欲低下，也是可以借助于经络按摩操的。

具体的按摩方法如下：

1. 挤推睾丸

取仰卧姿势，先将手搓热，用一手示指和中指并拢托住一侧睾丸，然后将睾丸向腹股沟方向挤去；另一手中指放在另一侧小腹阴毛处，将睾丸向阴囊方向推挤。

挤推的时候注意两手用力要柔和，以腹股沟出现微胀感为佳，反复做 20 次。然后换手操作另外一侧。

2. 按压会阴穴

取仰卧屈膝的姿势，用一只手的拇指指腹对会阴穴进行按压，逐渐用力深压，边按边揉，连做 1 ~ 3 分钟。

3. 揉拿大腿内侧

取仰卧的姿势，将拇指与四指分开，揉拿一侧大腿内侧至膝，边揉边拿边向下移，进行一松一紧的拿捏，用力和缓，由轻到重，要具有连贯性，反复做 10 次，然后再做另外一侧。

有的人由于房事频繁，纵欲无度或者是频繁手淫、遗精等，而出现了腰膝酸软、精神萎靡、头晕眼花、身倦乏力、阳痿早泄、耳鸣、便溏、心悸等身体极度虚弱、脏腑功能减退或未老先衰的症状。

针对这种症状的按摩方法如下：

1. 按揉背俞穴

用两手拇指的指腹对脊柱两侧的肺俞、心俞、肝俞、肾俞、大肠俞、小肠俞穴进行分别按揉，各进行 2 分钟。

2. 叩腰眼穴

用手指对脊柱两侧的腰眼穴进行 30 次叩击。

3. 摩腹

先用一只手的拇指指腹自颈部喉结起，沿着前正中线轻轻向下进行按压，至剑突部则改为指揉法，揉至曲骨穴，做 6 ~ 9 次。

4. 推腹

先用手掌自胸部开始，沿着两乳中线向下推至小腹，反复进行 20 次。再用另外一只手掌，沿前正中线从胸部推向小腹，反复进行 20 次。最后再用两只手从腹两侧向中间对腹部进行 9 次抓拿。

头发助长操：肾气足则不秃顶

一般情况下，年轻健康的男性平均每天会掉落 100 根左右的头发，在这之后通常会长出新的头发来对这些掉落了的头发进行接替。但是，随着年龄的增长，头发就会越来越稀少，而更为可怕的是——那些掉落的头发也不会再生长出来。

人的头发是与人体中肾气和肝血这两条经脉气血最为相关的，所以中医才有着“发为肾之华，发为血之余”的说法。头发的质量和肾有很大的关系。肾还主收敛，如果一个人肾气的收敛性比较强的话，头发被“锁住”了养分，就不容易脱发，反之也是一个道理，肾精的收藏力量不够，脱发就跟着来了。

另外，肝血不足也是脱发的重要原因。头发其实还有个别名，叫作血余，因为肝主生发，所以当肝血不足的时候，头发就会变白和干枯，最终就会导致脱发。一般患有肝脏疾病的中年男人普遍都有掉发的现象，那就是典型的肝血不足所致。

说防治脱发有两点要注意，一是要补肝血，二就是补肾气。

建议那些为脱发所烦恼的人们，在每晚临睡前一定要花时间刺激肝经上的太冲，以 10 分钟为宜。太冲位于脚背大拇指和第二趾中间，在找到了这个位置之后，再顺着那个点向后移动，一直到脚背最高点的凹陷处即是。此外，没事的时候也可以敲肝经，同样可以让你补足肝血。

补肾气首选的穴位便是涌泉穴，将所有的脚指头用力进行弯曲，脚掌凹陷处就是涌泉穴。涌泉是肾经的要穴，坚持按摩可以改善肝肾不足和气血亏损，有滋阴凉血、养血乌发之效。每天睡前按揉约 3 分钟即可。

除此之外，还有一个防脱发的“懒办法”，那就是梳头，用梳子梳理头发，就可以刺激百会、太阳、玉枕、风池等重要穴位，疏通血脉，头发当然就会越来越“根深蒂固”。

可能很多脱发的人都知道，如果有段时间压力很大，茶不思饭不想，还失眠的话，头发就会大把大把地往下掉。为什么出现这种现象呢？因为精神刺激或长期的精神压力会造成肝肾亏虚，掉发当然就会“不请自来”。所以拥有好的心情很重要，胸襟要豁达，心态要平和。

补肾气操：肾不亏腰不疼

如果男人肾虚的话，那么可能他们当中的一大半都在喊腰疼，这是因为“腰为肾之府”，肾不好的话，腰当然就会疼了，男人自然也就会因此而苦恼不已。其实男人的这种“难言之隐”都是可以通过身体里的“内药”来进行治疗的，简简单单问题就可以迎刃而解。

这时候需要做的只不过是找到身体里的大药。

这些“大药”当中的第一个就是涌泉穴。据说在希腊奥林匹亚山上刻着一句格言：“如果你想强壮，跑步吧！”这句话对于中年男性来说，可谓是一种不花钱的壮阳“良方”。为什么呢？从中医的角度来看，人的脚底有个涌泉穴是肾经的要穴，最大的作用就是补肾壮阳。涌泉穴位于脚底的前 1/3 处，脚趾向后弯时的凹陷处就是，这个穴位在跑起步来的时候便可以得到充分的刺激。还有一个重要的穴位就是关元穴，它是任脉和足三阴经的交会穴，也可以说是提高人体性功能的第一大穴，在腹部脐中下 3 寸处。平时可以关元为中心，用手掌轻轻按摩腹部。

最后一个“大药”就是肾俞穴，这个穴位位于腰部第二腰椎棘突下，旁开 1.5 寸的地方。肾俞穴是和肾气直接相关的，是肾精储备的重要之处，刺激它就起到了直接“养肾补气”的作用。肾阳最重要的是温补，所以建议采用拔罐的方式保养肾俞穴，或者让家人缓慢按摩，直到产生温热感为止。

需要提醒大家注意的是，按摩的时候要由轻到重，直至局部产生酸胀感为止。有些人在按摩过程中，就可能产生性兴奋，这时候最好稍微休息一会。

对于那些工作繁忙的男性朋友来说，还有一个非常简便易行的修复身体阳气的方法，只要活动活动示指就行了。为什么呢？因为我们的示指是大肠经的主要通道，从中医的角度来看，刺激这条经络具有明显的强精壮阳之效，而示指的指甲根角旁 0.1 寸处有个商阳穴，所以不妨试试。比如：上班乘地铁或者公共汽车的时候，可以用示指钩住车里的扶手或者吊环；或者在闲暇时让两只手的示指钩住反复牵拉等。不受时间和地点的限制，非常简单。

在生活当中男性还要注意少吃寒凉的东西，因为这些食物伤阳气，容易加重肾亏。可以选择吃一些甜味或者辣味的东西，还可以吃一些温阳的食物，比如狗肉、羊肉、韭菜等。

肾经推动操：推掉你的啤酒肚

人们往往会认为啤酒肚是因为“吃太多、动太少”而造成的，其实啤酒肚形成的因素不单是这些。中医认为，经络不通是肥胖的一大根源。如果能疏通已经被阻塞的经络，那些清运身体毒素和垃圾的“道路”不堵塞，身体自然轻盈，人当然也就瘦了。

那么应该怎样去判断自己的经络是否堵塞了呢？检查一下自己的肚子，看看有没有痛点或者硬块，如果有就是经络在跟你拉“警报”了。因为毒素就堆积在腹部，往往会导致肝胆工作不好，直接影响脾胃气血的运行。

如果真的出现了很多痛点或者是肿块该怎么办呢？在此向大家推荐 1 个很实用的办法，那就是推腹。因为从肚脐中间往两侧延伸，分别有肾经、脾经、胃经、肝经等诸多经络，而且很多重要的穴位也集聚于此，真的可以用聚宝物于一“腹”来形容。比如任脉的关元穴就与肾经相通，又如中极穴是脾经营气的中转站等。推腹还可以促进肠道循环，使肠道蠕动加快。

虽然推腹法看起来非常简单，但也是需要掌握一定技巧的。首先是姿势，最好是躺着，坐着也可以。注意衣服不要太厚。然后双手握半拳或者用掌心从心窝下开始用双手竖直往下推，循环推 15 ~ 20 遍，在推的过程中要观察腹部有无异样。推腹完成后，再用两手的示指、中指和无名指顺着经络按揉腹部，力度要比推腹时大一点，在发现的痛点或者硬块处用力揉开堵塞点，坚持 10 分钟左右。

其次，在推腹的过程当中，可能很多人会听到肠鸣，这是因为浊气已经随着你的双手推腹被排出了体外，说明已经见效了。你可以在早上起床前和晚上入睡时各做一次推腹，就能通肠胃、健膀胱，让腹部1天比1天“缩水”。

除去经络按摩法之外，我们还可以配合运动和食疗。在运动这方面，拥有如酒桶般的大肚腩者实际上已不再适合从事剧烈的运动。所以在此向大家推荐一种绿色的减肥方式——快速走路，只要加快平时走路的速度，并且将每次时间都维持在40分钟左右，不久之后，大肚腩就会慢慢消失。至于食物，健脾食物有很多，像薏米、山药、芡实，都是健脾养血的“主将”。

如果你是一个无肉不欢的人，可以在吃完饭后泡杯山楂水喝，它可以帮助肉食迅速消化，转变成有益的气血。

只要我们用心耕耘腹部这“一亩三分地”，相信在不远的将来你就可以成功地和啤酒肚说“再见”，生活也会变得越来越轻松。

解酒养肾操：应酬过后也不伤肾

一旦喝醉了酒应该怎么办呢？其实，用来解酒的最好、最快捷的药就在你自己身上。为了保护好男人的肾，便要将自己身上自带的药物用好。

酒是与胃、肝相通的，所以要解酒的话，便需要从胃经和肝经这两个“大药”上来找——先按揉胃经上的足三里穴，然后再使劲揉肝经上的中封穴和太冲穴。

所有的肠胃问题，是都可以通过足三里这个“宝药”来进行调理的。在弯腿的时候，把四个指头（除大拇指外）合并放在膝盖上面，小腿骨外侧一横指处即是足三里。按揉足三里可以顺胃气，一般按揉5～10分钟即可。

在揉这个穴位的时候你会感觉到肠胃很舒服，并且还会伴有肠道蠕动的感觉，这就说明酒已经进入了肠道；也有的人会感觉到恶心，这说明酒还停留在胃中，这个时候只需要催吐就好了，之后可以喝一些温盐水，身体就会舒服很多。

除此之外，还可以配合对肝经上的中封穴和太冲穴进行按揉，这两个穴位最重要的作用就是疏通肝经，可以增强肝的解酒毒功能。

有很多人都认为醉酒之后可以通过喝茶来解酒，这种观点是错误的，李时珍早在《本草纲目》中就谈到：“酒后饮茶伤肾，腰腿坠重，